教育部中等职业教育"十二五"国家规划立项教材

中等职业教育中餐烹饪与营养膳食专业系列教材

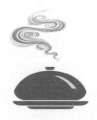

特殊群体食疗与保健

TESHU QUNTI SHILIAO YU BAOJIAN

主　编　许　磊

副主编　沈　晖　赵佳佳　池根生　周文来

重庆大学出版社

内容提要

本书主要介绍了儿童、青少年、中老年、女性及其他特殊人群的食疗与保健，浅显易懂，理实一体，实用性强，可作为中等职业学校中餐烹饪与营养膳食等专业的教材，也可作为社会大众的科普读物。

图书在版编目（CIP）数据

特殊群体食疗与保健 / 许磊主编. — 重庆：重庆
大学出版社，2015.8（2022.8重印）
中等职业教育中餐烹饪与营养膳食专业系列教材
ISBN 978-7-5624-9373-0

Ⅰ. ①特… Ⅱ. ①许… Ⅲ. ①食物疗法—中等专业学
校—教材②保健—中等专业学校—教材 Ⅳ. ①R247.1②R161

中国版本图书馆CIP数据核字（2015）第172289号

中等职业教育中餐烹饪与营养膳食专业系列教材
特殊群体食疗与保健
主　编　许　磊
副主编　沈　晖　赵佳佳
　　　　池根生　周文来
责任编辑：马　宁　　版式设计：马　宁
责任校对：秦巴达　　责任印制：张　策
*
重庆大学出版社出版发行
出版人：饶帮华
社址：重庆市沙坪坝区大学城西路21号
邮编：401331
电话：（023）88617190　88617185（中小学）
传真：（023）88617186　88617166
网址：http://www.cqup.com.cn
邮箱：fxk@cqup.com.cn（营销中心）
全国新华书店经销
重庆升光电力印务有限公司印刷
*
开本：787mm×1092mm　1/16　印张：8　字数：200千
2015年8月第1版　　2022年8月第3次印刷
印数：5 001—6 000
ISBN 978-7-5624-9373-0　定价：35.00元

中等职业教育中餐烹饪与营养膳食专业
国规立项教材主要编写学校

北京市劲松职业高级中学

北京市外事学校

上海市商贸旅游学校

上海市第二轻工业学校

广州市旅游商务职业学校

江苏旅游职业学院

扬州大学旅游烹饪学院

河北师范大学旅游学院

青岛烹饪职业学校

海南省商业学校

宁波市鄞州区古林职业高级中学

云南省通海县职业高级中学

安徽省徽州学校

重庆市旅游学校

重庆市商务高级技工学校

出版说明

2012 年 3 月 19 日，教育部印发了《关于开展中等职业教育专业技能课教材选题立项工作的通知》（教职成司函〔2012〕35 号）。根据通知精神，重庆大学出版社高度重视，认真组织申报，与全国 40 余家职教教材出版基地和有关行业出版社展开了激烈竞争。同年 6 月 18 日，教育部职业教育与成人教育司发函（教职成司函〔2012〕95 号）批准重庆大学出版社立项建设"中等职业教育中餐烹饪与营养膳食专业系列教材"，立项教材经教育部审定后列为中等职业教育"十二五"国家规划教材。这一选题获批立项后，作为国家一级出版社和教育部职教教材出版基地的重庆大学出版社积极协调，统筹安排，主动对接全国餐饮职业教育教学指导委员会（以下简称"全国餐饮行指委"），在作者队伍的组织、主编人选的确定、内容体例的创新、编写进度的安排、书稿质量的把控、内部审稿及排版印刷上认真对待，投入大量精力，扎实有序地推进各项工作。

2013 年 12 月 6—7 日，在全国餐饮行指委的大力支持和指导下，我社面向全国邀请遴选了中餐烹饪与营养膳食专业教学标准制定专家、餐饮行指委委员和委员所在学校的烹饪专家学者、骨干教师，以及餐饮企业专业人士，在重庆召开了"中等职业教育中餐烹饪与营养膳食专业国规立项教材编写会议"，来自全国 15 所学校 30 多名校领导、餐饮行指委委员、专业主任和骨干教师出席了会议，会议依据"中等职业学校中餐烹饪与营养膳食专业教学标准"，商讨确定了 25 种立项教材的书名、主编人选、编写体例、样章、编写要求，以及教学配套电子资源制作等一系列事宜，启动了书稿的编写工作。

2014 年 4 月 25—26 日，为解决立项教材各书编写内容交叉重复、编写样章体例不规范统一、编写理念偏差等问题，以及为保证本套国规立项教材的编写质量，我社又在北京召开了"中等职业教育中餐烹饪与营养膳食专业系列教材审定会议"，邀请了全国餐饮行指委秘书长桑建、扬州大学旅游与烹饪学院路新国教授、北京联合大学旅游学院副院长王美萍教授和北京外事学校高级教师邓柏庚组成专家组对各书课程标准、编写大纲和初稿进行了认真审定，对内容交叉、重复的教材，在内容、侧重点以及表述方式上作了明确界定，并要求各门课程的知识内容及教学课时，要依据全国餐饮行指委研制、教育部审定的《中等职业学校中餐烹饪与营养膳食专业教学标准》严格执行。会议还决定在出版此套教材之后，将各本教材的《课程标准》汇集出版，以及配套各本教材的电子教学资源，以便各校师生使用。

2014年10月，本套立项教材的书稿按出版计划陆续交到出版社，我们随即安排精干力量对书稿的编辑加工、三审三校、排版印制等全过程出版环节严格把控，精心工作，以保证立项教材出版质量。此套立项教材于2015年5月陆续出版发行。

在本套教材的申请立项、策划、组织和编写过程中，我们得到了教育部职成司的信任，把这一重要任务交给重庆大学出版社，也得到了全国餐饮职业教育教学指导委员会的大力帮助和指导，还得到了桑建秘书长、路新国教授、王美萍教授、邓柏庚老师等众多专家的悉心指导，更得到了各参与学校领导和老师们的大力支持，在此一并表示衷心的感谢！

我们相信此套立项教材的出版会对全国中等职业学校中餐烹饪与营养膳食专业的教学和改革产生积极的影响，也诚恳地希望各校师生、专家和读者多提改进意见，以便我们在今后不断修订完善。

重庆大学出版社
2015年5月

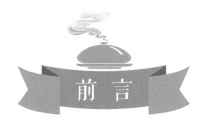

前　言

　　随着餐饮行业的不断发展，人们对餐饮行业的专业素养和技术水平提出了更高要求。为了培养高素质、高技能的餐饮专业人才，其中加强中餐烹饪与营养膳食专业职业教育的重要性显得更加重要。各职业学校都在根据教学标准紧锣密鼓地进行课程改革，努力提高教学质量，而相关教材编写则是推进课程改革的重要保障。《特殊群体食疗与保健》根据教育部《中等职业学校中餐烹饪与营养膳食专业教学标准》编写，主要面向中等职业学校中餐烹饪与营养膳食专业学生。

　　中等职业学校中餐烹饪与营养膳食专业学生常就业于机关、学校、医院、部队、养老院等机构食堂，服务人群饮食需求不同，因此本教材主要介绍儿童、青少年、中老年、女性及其他人群的食疗与保健知识，以便为学生今后从事相关工作打下基础。本教材编写过程中体现了以下三个特点：一是浅显易懂，不介绍深奥的医学知识，只介绍疾病的基本饮食原则；二是理实一体，既介绍一定营养食疗理论，又介绍简单易操作的食疗菜谱；三是实用性强，教材所选疾病皆为目前发病率较高的常见病，图文并茂，还可以给学生直观的认识。

　　本教材编写历时两年完成，由重庆医科大学黄学宽教授担任主审，江苏省扬州商务高等职业学校许磊担任主编，沈晖、赵佳佳、池根生、周文来担任副主编，常熟中等职业学校张仁东、镇江高等职业学校庄惠、徐州技师学院黄懿、张涛、许鑫、宿豫中等专业学校唐敏、孙政、江苏省扬州商务高等职业学校张瑜、吴雷、许文广、董芝杰、阮雁春、邵俭福等老师参与编写。在教材编写过程中，参阅了一些烹饪类书籍，在此表示衷心感谢。

许　磊

2015 年 6 月

目 录

contents

项目 1　儿童常见病食疗与保健 ······ 1

任务 1　儿童饮食基本原则 ················· 2

任务 2　厌食症食疗与保健 ················· 8

任务 3　偏食症食疗与保健 ················· 12

项目 2　青少年常见病食疗与保健 ······ 18

任务 1　青少年饮食基本原则 ············· 19

任务 2　抑郁症食疗与保健 ················· 25

任务 3　青春痘食疗与保健 ················· 29

项目 3　中老年常见病食疗与保健 ······ 33

任务 1　中老年饮食基本原则 ············· 34

任务 2　骨质疏松症食疗与保健 ········· 40

任务 3　中风食疗与保健 ··················· 45

项目 4　女性常见病食疗与保健 ········ 51

任务 1　月经期病症食疗与保健 ········· 52

任务 2　更年期综合征食疗与保健 ····· 56

任务 3　乳腺癌食疗与保健 ················· 63

项目 5　大众常见病食疗与保健 ········ 68

任务 1　高血压食疗与保健 ················· 69

任务 2　高血脂食疗与保健 ················· 75

目 录

contents

任务 3　糖尿病食疗与保健 ⋯⋯⋯⋯⋯⋯⋯⋯⋯⋯⋯⋯⋯⋯ 82

项目 6　其他人群食疗与保健 87

任务 1　吸烟族食疗与保健 ⋯⋯⋯⋯⋯⋯⋯⋯⋯⋯⋯⋯⋯⋯ 88
任务 2　肥胖族食疗与保健 ⋯⋯⋯⋯⋯⋯⋯⋯⋯⋯⋯⋯⋯⋯ 94
任务 3　夜班族食疗与保健 ⋯⋯⋯⋯⋯⋯⋯⋯⋯⋯⋯⋯⋯⋯ 99

附录 104

附录 1　《中国居民膳食指南》（2016 年修订）⋯⋯⋯⋯⋯⋯ 105
附录 2　中国居民平衡膳食宝塔（2016）⋯⋯⋯⋯⋯⋯⋯⋯ 113

参考文献 ⋯⋯⋯⋯⋯⋯⋯⋯⋯⋯⋯⋯⋯⋯⋯⋯⋯⋯⋯⋯⋯⋯ 117

项目1

儿童常见病食疗与保健

项目综述

✧ 任务1 儿童饮食基本原则
✧ 任务2 厌食症食疗与保健
✧ 任务3 偏食症食疗与保健

学习目标

✧ 掌握儿童饮食的基本原则，了解儿童常见病食疗与保健方法。

学习重点

✧ 儿童饮食的基本原则。

学习难点

✧ 儿童常见病食疗与保健方法。

建议课时

✧ 6课时。

任务1 儿童饮食基本原则

1.1.1 儿童饮食的基本原则

1）食物多样，谷类为主

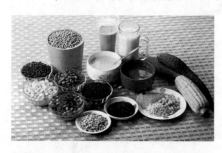

谷类食物是人体能量的主要来源，也是我国传统膳食的主体，可为人体提供碳水化合物、蛋白质、膳食纤维和B族维生素等。儿童膳食也应以谷类食物为主，并适当注意粗细粮的合理搭配。

谷类食物分为全谷物和精致谷物。全谷类如荞麦、燕麦、玉米、全麦面包、小米等，含有丰富的营养，包括淀粉、蛋白质、B族维生素、维生素E、矿物质及纤维素等；精致谷物如玉米、面包、面条、米饭、饼干等。

日常膳食是由多种食物组成的混合膳食，包括以下五类：

第一类为谷类及薯类：谷类包括米、面、杂粮，薯类包括马铃薯、甘薯、木薯等，主要提供碳水化合物、蛋白质、膳食纤维及B族维生素等。

第二类为动物性食物：包括肉、禽、蛋、奶、鱼等，主要提供蛋白质、脂肪、矿物质、维生素A、维生素D和B族维生素等。

第三类为豆类和坚果：包括大豆、其他干豆类及花生、核桃、杏仁等坚果类，主要提供蛋白质、脂肪、膳食纤维、矿物质、B族维生素和维生素E等。

第四类为蔬菜、水果和菌藻类：主要提供膳食纤维和矿物质、维生素C和胡萝卜素、维生素K及有益健康的植物化学物质等。

第五类为纯能量食物：包括动植物油、淀粉、食用糖和酒类，主要提供能量。动植物油还可以提供维生素E和必需脂肪酸等。

2）多吃新鲜蔬菜和水果

蔬菜和水果所含的营养成分并不完全相同，不能相互替代。在制备儿童膳食时，应注意将蔬菜切小切细，以利于儿童咀嚼和吞咽，同时还应注意蔬菜水果的品种、颜色和口味变化，以引起儿童对蔬菜水果的食欲。

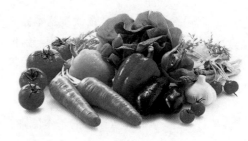

家长在安排儿童膳食时应做到每餐有蔬菜，每日吃水果。

3）吃适量鱼、禽、蛋和瘦肉

鱼、禽、蛋、瘦肉等动物性食物是优质蛋白质、脂溶性维生素和矿物质的良好来源，动物蛋白的氨基酸组成更适合人体需要，且赖氨酸含量较高，有利于补充植物蛋白赖氨酸的不足。而人体对肉类中铁的利用较好，鱼类特别是海产鱼所含不饱和脂肪酸有利于儿童神经系统的发育。动物肝脏含维生素A极为丰富，还富含维生素B2、叶酸等。鱼、禽、兔肉等含蛋白质较高，饱和脂肪较低，儿童可经常食用。

4）每天饮奶，常吃大豆及其制品

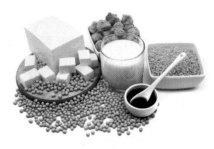

奶类是一种营养成分齐全、组成比例适宜、易消化吸收、营养价值很高的天然食品。除含有丰富优质蛋白质、维生素 A、核黄素外，含钙量也较高，且利用率很好，是天然钙质的极好来源。儿童摄入充足的钙有助于增加骨密度，从而延缓儿童成年后发生骨质疏松的年龄。家长应安排儿童每日饮奶。

大豆是我国的传统食品，含丰富优质蛋白质、不饱和脂肪酸、钙及维生素 B1、维生素 B2、烟酸等。为避免过食肉类带来的不利影响，建议常吃大豆及其制品。

5）膳食清淡少盐，少饮含糖量高的饮料

为儿童烹制食物时，尽可能保持食物的原汁原味，让儿童品尝和接纳各种食物的自然味道。为保护儿童较敏感的消化系统，避免干扰或影响儿童对食物本身的感知和喜好，食物的正确选择和膳食多样的实现，可预防偏食和挑食的不良饮食习惯。总之，儿童膳食应清淡、少盐、少油脂，避免添加辛辣等刺激性物质和调味品。

儿童胃容量小，肝脏中糖原储存量少，又活泼好动，容易饥饿。应通过适当增加餐次来适应儿童的消化功能特点，以一日"三餐两点"制为宜，既保证营养需要，又不增加胃肠道负担。

儿童新陈代谢旺盛，活动量大，营养素需求量相对成人需求量多，水分需要量也大，建议儿童每日饮水量为 1 000 ~ 1 200 毫升。饮料应以白开水为主。过多地饮用含糖饮料和碳酸饮料，不仅影响儿童食欲，使儿童容易发生龋齿，而且还会造成能量摄入过多引发肥胖，不利于儿童健康成长。

1.1.2　小学生膳食推荐标准

中国小学生所处年龄范围一般在 6 ~ 7 岁至 12 ~ 13 岁。在这个时期，儿童体格增长处于持续稳步状态。身高平均每年增长 5 厘米左右，体重平均每年增长 2 ~ 3 千克。除生殖系统外，其器官已逐渐接近成人水平。另外，小学生活泼好动，为小学生提供的营养除满足其生长发育需求外，还要考虑到各种活动所要消耗的能量。因此，合理安排一日三餐，以期提供足够的平衡营养素。

小学生能量需要相对于成年人来说要高许多，这是因为其所需能量不仅要维持其生命活动、生活和学习，更为重要的是还要额外满足迅速生长发育需求的缘故。根据中国营养学会 2000 年 7 月制定的"中国居民膳食营养素参考摄入量"，小学生能量推荐摄入量为 1 700 ~ 2 700 千卡 / 天。这是一个大致范围，每个学生应根据活动量及身体状况而有所不同，男女生也不一样。一般情况下，同龄男生所需能量略高于女生。

小学生所需食物安排如下：

谷类食物——即平常所说的主食，如米饭、馒头、面条、窝窝头、烧饼、玉米、红薯等，这类食物主要提供碳水化合物、蛋白质和 B 族维生素。小学生每天应吃 300 ~ 400 克谷类食物，具体数量根据儿童活动量而定。

新鲜蔬菜和水果——此类食物主要提供维生素 C、胡萝卜素、膳食纤维和矿物质。每天应吃新鲜蔬菜 250 克左右，水果 75 克左右。其中绿色蔬菜如菠菜、油菜、空心菜等不应少于 150 克，还需注意的是不能以水果代替蔬菜。

动物性食物——即平常所说的鸡、鸭、鱼、虾、肉、蛋和奶，此类食物主要提供蛋白质、脂肪、矿物质、维生素 A 和 B 族维生素。小学生每天至少应摄入 300 毫升牛奶，以获得足够的钙；每天可吃 1～2 个鸡蛋和其他动物性食物 100～150 克，以获得充足的优质蛋白质、卵磷脂、维生素 A、维生素 B2 和铁。

大豆及其制品——黄豆、豆腐、豆腐脑、豆干、豆浆等。此类食物主要提供蛋白质、脂肪、矿物质、膳食纤维和 B 族维生素，每天可吃 50～75 克。

纯热能食物——指平常所说的食用油和糖（白糖、红糖），此类食物仅提供能量，每天需求量最少。食用油 15 克、糖 10 克。

除上述五类食物外，每天食盐量不超过 4 克为宜，以预防高血压的发生。

小学生一日三餐食谱举例：

星期＼餐别	早 餐	午 餐	晚 餐
星期一	肉包子　茶鸡蛋　黑米粥	蒸米饭　炒肉片　素菜一份	煸炒鸡块　花卷　八宝粥
星期二	大饼　素菜一份　玉米羹	清炖鸡　馒头	麻辣豆腐　馒头　绿豆粥
星期三	素包子　茶鸡蛋　胡辣汤	蒸面条　小米粥	炒肉丝　素菜一份　黑米粥
星期四	炒鸡蛋　馒头　麦片粥	肉包子　素菜一份　八宝粥	肉末黄豆芽　素包子　玉米羹
星期五	大饼　素菜一份　小米粥	蒸米　炒肉片　素菜一份	肉末豆腐　馒头　绿豆粥
星期六	肉包子　茶鸡蛋　南瓜粥	土豆炒牛肉　素菜二份　馒头　小米粥	炒鸡蛋　素菜二份　馒头　八宝粥
星期七	油条　菜角　糖糕　八宝粥	肉包子　紫菜蛋花汤	肉末黄豆芽　素菜一份　油卷　南瓜粥

1.1.3　儿童宜用食物

山药：有健脾、补肺、滋肾的作用。儿童常食之，对增强脾胃吸收功能，培补儿童后天之本，颇多裨益。《唐本草》云："山药，日干捣细筛为粉，食之大美，且愈疾而补。"所以，以山药末供儿童调服，或用山药煮粥食用最为适宜。

藕粉：有健脾、益气、补血、开胃和止血的作用。《纲目拾遗》说："藕粉，大能和营卫生津。和糯米粉白糖蒸食之，或白糖开水冲服俱可。能调中开胃，补髓益气，通气分，清表热，常食安神生智慧，解暑生津，消食止泻。"所以，尤其是在夏季，儿童食之最宜。

蜂蜜：适用于生长发育期的儿童服食，因蜂蜜中含有可供人体直接吸收利用的糖分，含有与人体血清浓度相近似的多种无机盐和微量元素，如铁、钙、锰、磷、镁、钾等，还含有淀粉酶、酯酶、过氧化氢酶和转换酶等多种酶，酶有帮助消化吸收和加强物质代谢与化学变化的作用。蜂蜜所含叶酸和铁，又有防止儿童贫血的功能。

蜂乳：所含的营养成分比蜂蜜高得多。它能明显增强机体对多种致病因子的抵抗力，促进造血和免疫功能，调节内分泌和新陈代谢，对营养不良和体质衰弱的儿童最为适宜。

锅巴：又称焦气。能补气、运脾、消食、止泄泻。《周益生家宝方》有一名叫"锅焦丸"，就是以锅巴为主，配合山楂、鸡内金、莲子肉等，"儿童常用健脾消食"。因此，在儿童脾胃虚弱、消化不良时，以锅巴煎水当茶，或研末冲服，最为适宜。

苹果：微量元素锌是组成酶蛋白的主要成分，对性腺、脑垂体的发育和活动起着关键作用。体内缺锌的儿童不仅身体矮小、性发育障碍，而且智力低下、思维迟钝，而苹果中含有丰富的锌，这对儿童生长发育和智力发育皆有好处，经常食用，最为适宜。

葡萄：有补气血、健脾胃、滋肾液、益肝阴、强筋骨的作用。由于葡萄中营养全面而丰富，尤其是糖分和铁的含量颇多，对儿童生长发育颇为有益、故宜常食之。

松子仁：有补气养血、滋养强壮的作用，松子仁中含有丰富的磷，每100克松子仁含磷可达234毫克，对增强记忆力、促进骨骼生长、牙齿发育颇多益处。儿童时期经常食用松子仁，对补脑强身尤为适宜。

花生仁：有补气、健脾、开胃的作用。花生蛋白含有人体所必需的氨基酸，人体利用率高达98%。其中赖氨酸可提高儿童智力，谷氨酸和天门冬氨酸可促使脑细胞发育和增强记忆力。因此，儿童常食花生最为适宜。

胡桃仁：是一味理想的补肾益智食物，儿童皆宜食之。人类大脑的构成，脂质占50%左右。而脑中的脂质主要是磷脂、糖脂和胆固醇，这些构成大脑的脂质至少有40%以上自身不能合成，而需从食物中摄取，胡桃仁所含的脂肪则非常适合大脑的需要，还可改善儿童的智力。

莴苣：有益精力、补筋骨、利五脏、通经脉、令人齿白、聪明少睡等作用，这对儿童生长发育也有颇多帮助。儿童常吃莴苣，对换牙、长牙也有好处，故宜常食之。

花菜：又称花椰菜，其营养丰富，能增强机体抵抗力，提高儿童免疫力，还可促进儿童生长发育，维护牙齿、骨骼和身体的正常机能。儿童宜常食之。

金针菇：金针菇含人体必需氨基酸，尤其是赖氨酸和精氨酸的含量更为丰富。经常食用金针菇，对儿童有促进记忆、开发智力，增加身高和体重等作用。因为金针菇含锌量高，锌是儿童发育必不可少的元素。

1.1.4 儿童忌多吃食物

碳酸饮料：碳酸饮料对儿童记忆有干扰作用，可使儿童中枢神经系统兴奋，易产生多动症；而且碳酸饮料对儿童消化系统损害较大，不利于儿童的生长发育。

泡泡糖：泡泡糖主要成分中含有橡胶和增塑剂。橡胶中加了硫化促进剂、防老剂等添加剂，均有一定毒性，多食会蓄积中毒。而增塑剂虽然毒性低，但代谢产物苯酚在消化道的再吸收会对身体有害。

鸡蛋：儿童胃肠各种消化分泌较少，多吃鸡蛋会增加胃肠负担，引起消化不良性腹泻。除此以外，还会引起维生素 K 缺乏症，出现烦躁不安、面色苍白、面部皮疹、嗜睡、毛发脱落等症状。

罐头食品：罐头食品加工时加入了一定量的添加剂。由于儿童发育未成熟，身体各组织对化学物质的反应及解毒功能较低，食用罐头会加重脏器的解毒排泄负担，甚至因某些化学物质的积蓄而引起慢性中毒。

鱼油类滋补药：鱼油主要成分是维生素 D 和维生素 A，过多食用会造成儿童维生素 D、A 中毒；维生素 D 过量会增加机体对钙的吸收，造成高钙血症，使肾脏、血管、支气管甚至眼角膜及巩膜上也有钙沉着，表现为食欲不振、表情淡漠、皮肤干燥、呕吐、多饮多尿、体重减轻等症状。

过咸食物：人体对食盐的生理需要极低，儿童每天 4 克以下，过咸食物不仅会引起高血压、动脉硬化等症，还会损伤动脉血管，影响脑组织的血液供应，使脑细胞长期处于缺血、缺氧状态，从而出现智力迟钝、记忆力下降，甚至过早老化等现象。

含过氧脂质的食物：过氧脂质对人体有害，如长期从饮食中摄入过氧化脂并在体内积聚，可使人体某些代谢酶系统遭受损伤，导致大脑早衰或痴呆。油温在 200 ℃以上的煎炸类食品及长时间曝晒于阳光下的食物，如熏鱼、烧鸭、烧鹅等。还有炸过鱼虾的油会很快产生过氧脂质。其他如鱼干、腌肉及含油脂较多的食品在空气中也会产生过氧脂质。这些食物儿童不吃或少吃为好。

含铝食物：世界卫生组织提出人体每天摄铝量不应超过 60 毫克，一天食用 50 ~ 100 克油条铝的摄入量便会超过此量，导致记忆力下降、思维迟钝，所以早餐不能以油条为主食。而经常使用铝锅炒菜、铝壶烧开水也应注意摄铝量增大的问题。

含铅食物：铅是脑细胞的一大"杀手"，食物中含铅量过高会损伤大脑引起智力低下。有的儿童常吃爆米花，由于爆米花在制作过程中，机罐受高压加热后，罐盖内层软铅垫表面的铅一部分会变成气态铅。皮蛋制作过程中其原料中也含有氧化铅和铅盐，铅具有极强的穿透能力，食用皮蛋也会影响智力。

竹笋：儿童不宜多吃，因为竹笋不易被消化吸收。《随息居饮食谱》指出：儿童勿食，恐其咀嚼不细，最难克化也。而现代化学认为儿童忌食，是由于多吃竹笋会妨碍对钙和锌的吸收。

糯米：其性黏腻，难以消化吸收。《本草纲目》说：糯米签黏滞难化，小儿病人最宜忌之。《得配本草》亦云：多食昏五脏，缓筋骨，发风气，生湿热……病人及儿童最宜忌之。

黑大豆：性利而质坚滑，多食令人腹胀而利下。故孙真人曰：少食醒脾，多食损脾。儿童脾胃未健，消化吸收力弱，切勿多食之。

杏子：性温热，味甘酸，极易生热助痰。《饮食须知》亦有记载，桃饱人，杏伤人。特别是儿童贪吃杏子要伤身，应当切忌多食。

红枣：性温，味甘，儿童切勿多食久食。多食久食其弊有三：一是易患齿病；二是易患虫病；三是易伤脾胃。《饮食须知》记载：生食多，令人热渴膨胀，损脾元，助热湿。熟枣多食，令人齿黄生虫，久食最损脾。《本草汇言》主张："蛔结腹痛及一切诸病者忌之。"

荔枝：性温热，多吃极易上火，且对牙齿的保健也有害处，易产生口腔内热，形成口腔病症。正如明代李时珍所说：鲜者多食即牙龈肿痛。正因如此，儿童应忌食。

石榴：性温，味酸甜。多食损齿令黑。清代王孟英也认为：多食伤齿，最不益人。儿童切忌多吃常吃，以免损坏牙齿，使牙齿变黑。而且儿童多吃石榴易发热痰鸣，并易加重咳嗽等症状。所以少吃为安。

樱桃：性热，味甘。能发虚热喘咳之疾，儿童尤忌之。《随息居饮食谱》云：樱桃甘热温中，不宜多食，诸病皆忌，儿童远之。

龙眼肉：俗称桂圆肉，性温热，味甘甜。儿童多食难以消化。民间也有"桂圆肉助痰上火之说。"

白果：即银杏，性平，味甘苦涩，有小毒，最重要的是防止儿童食后引起银杏中毒。

胡椒：性大热，味大辛。儿童切忌多吃常吃。《海药本草》认为："不宜多服，损肺。"《随息居饮食谱》亦云："多食伤目。"元代朱震亨又认为："胡椒性燥，大伤脾肾肺气，久则气大伤"。明李时珍还亲自感受道："时珍自少嗜之，岁岁病目，而不疑及也，后渐知其弊，遂痛绝之，目病亦止。"由此可见儿童少年当忌食胡椒。

白酒：儿童为稚阴稚阳之体，发育尚未健全。白酒辛烈助火，经常饮酒可影响儿童神经系统的正常发育，故当禁饮。

咖啡：性温，味甘苦，有提神醒脑作用，但儿童不宜多饮。由于咖啡的强心兴奋作用，容易使儿童神经系统发育受到影响，或出现神经活动紊乱等现象。

[知识拓展]

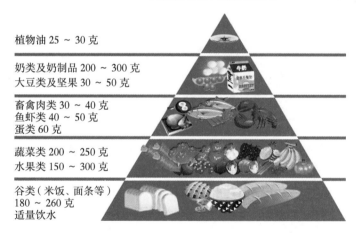

学龄前儿童平衡膳食宝塔

植物油 25 ~ 30 克

奶类及奶制品 200 ~ 300 克
大豆类及坚果 30 ~ 50 克

畜禽肉类 30 ~ 40 克
鱼虾类 40 ~ 50 克
蛋类 60 克

蔬菜类 200 ~ 250 克
水果类 150 ~ 300 克

谷类（米饭、面条等）
180 ~ 260 克
适量饮水

健康饮食三字经

水果类，天天配；鱼和虾，常吃它；鲜牛奶，不可断；隔一天，把蛋添；
鱼肉蛋，合理拌；动物肝，每周餐；食海藻，营养好；豆制品，不能停；
荤与素，搭配做；姜葱蒜，适量掺；多吃肉，堆脂肪；味虽美，不可贪；
吃清淡，疾病散；食天然，健康来；广食粮，好营养；多运动，气血通；
早餐好，累不着；午吃饱，精神好；晚吃少，身体好；不卫生，找病生；
有污染，拒不沾；食入口，防中毒；转基因，有疑问；油炸品，控制紧；

熏和烤，尽量少；咸腌菜，少安排；饮料类，少喝好；白开水，是首选；
每三餐，要科学；好习惯，好身体；才能创造好未来！

[思考与练习]

1. 儿童饮食的基本原则有哪些？
2. 儿童不宜多吃的食物有哪些？
3. 请根据小学生的营养需求，设计一日三餐的食谱。

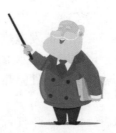

任务 2　厌食症食疗与保健

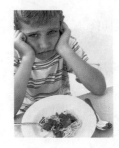

儿童厌食症是指儿童（主要是 3～6 岁）较长期食欲减退或食欲缺乏的症状。儿童厌食症又称消化功能紊乱，在儿童时期很常见，主要症状有食欲不振、腹泻、便秘、腹胀、腹痛和便血等。这些症状不仅反映消化道的功能性或器质性疾病，而且常出现在其他系统疾病中，尤其多见于中枢神经系统疾病或精神障碍及多种感染性疾病中。因此，必须详细询问病史，密切观察病情变化，对其原发疾病进行正确诊断和治疗。

1.2.1　病因

1）缺锌引起厌食

唾液中味觉素的组成成分之一是锌，锌缺乏会影响人们的味觉和食欲，因锌缺乏可影响味蕾的功能，使味觉功能减退，还会导致舌面黏膜增生和角化不全，使大量脱落的上皮细胞堵塞味蕾小孔，食物难以接触味蕾，从而使味觉变得不敏感。

2）出生后喂养不当造成消化道功能紊乱

由于喂养单调，父母忽视了辅食的添加和补充，长期以奶制品及淀粉类饮食为主，造成纤维素、维生素及微量元素缺乏，从而使儿童大便干结，舌体味蕾扁平，味觉呆钝，食欲不振。随着年龄的增长，儿童吃泡饭、酱菜之类的饮食习惯，也会造成锌元素、必需氨基酸等营养物质的缺乏，致使生长发育迟缓，抵抗力下降，这是临床上最常见的原因。

3）育儿无方，进食不当

有的父母希望儿童长得健壮些，平时高蛋白、高糖、高级营养品不断，殊不知儿童消化功能有限，胃肠负担不了，结果事与愿违，造成儿童食欲下降，有的出现疳积，有的不但成了胖子，而且体质不好。这些父母不知古训："贫家有育子之道。"经济条件好了，给儿童吃得好些，这是理所当然的，但是应讲究科学育儿方法。

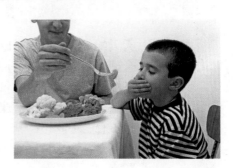

中医有"贵流不贵滞"之说，而高级食品，性腻，吃得太多，非但起不了营养作用，反而积滞伤胃，影响食欲。有些父母把儿童的吃放在第一位，采用充填式喂养方法，即使儿童实在吃不下，还要求再吃一口，结果弄巧成拙，出现呕吐；也有些儿童平素零食不断，即使并不饥饿，没有食欲，也勉强进食，久而久之，使儿童产生厌食心理。

此外，如急性胃肠道疾病、使用红霉素等药物、吃过多零食、天气炎热等均可出现厌食。

🧁 1.2.2 厌食症饮食原则

1）适寒温，防外邪

儿童肺脏娇弱、皮肤柔嫩，若寒温失调，易受外来病菌感染，引起感冒、咳嗽。因此，衣被要寒暖适宜，随气候变化增减，以防病健身，提高对外界环境的适应力。

2）调乳食，促化源

"乳贵有时，食贵有节"。喂养要有时间和规律，依儿童年龄大小和个体差异给予富有营养而易于消化的食物，并注意按时添加辅助食品，进食量应保证既能满足儿童生长发育要求，又不至于造成脾胃功能失调，切勿过饱、过饥，只有合理喂养，才能使脾胃功能健旺、气血充沛、身体强健。

3）纠偏食，防伤脾

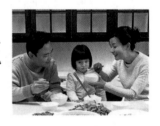

"爱子之意不可无，纵儿之心不可有。"重视饮食调节、起居有时、少吃零食、不贪食、不挑食、不偏食、少进甘肥油腻食物，更勿乱服滋补之品，食勿过精，多吃蔬果。儿童期须重视逐渐添加辅食，以使脾胃适应，为顺利断乳打好基础。

4）防惊恐，调情志

精神情志的变化，影响儿童机体的生理变化，要创造和睦、欢乐、恬静的生活环境，不受忧虑、惊恐、焦急、恼怒的不良情绪影响，可使肝气顺达、心神安定，让儿童健康活泼成长。

5）改善饮食习惯

建立规律的生活制度，每天按时就餐，儿童吃饭时要和家庭其他人员一块吃。不要给调料过多或盐分过多的食物，尽量少给零食，不要用饮料在吃饭前填满儿童肚子。

6）注重饮食花色品种，吸引儿童食欲，讲究烹调技术

当儿童不吃肉，可做成水饺或馄饨；不吃豆腐，就做成卤干；不吃鱼，可做成鱼丸。尽可能使儿童膳食营养达到粗细荤素搭配的"均衡饮食"。

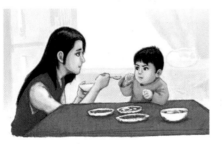

7）食物多样，荤素搭配

给儿童一份多样的食物，并把各种荤素食物混在一起，逐渐培养儿童粗食杂粮都吃的习惯，这样可以纠正儿童挑食和偏食的坏毛病。

8）补充适量微量元素和维生素

厌食儿童多伴有不同程度的缺铁和缺锌现象。因此，对厌食儿童应常规检测头发中铁、锌和血液中铁、锌的含量，若这两项指标偏低，需要给予服用铁锌制剂，一般连用 1 ~ 2 月，随着缺铁和缺锌的纠正，儿童食欲就会大为改善。

9）不宜滥用"营养滋补品"

健康儿童一般不需服营养滋补品，这是因为经常给儿童服营养滋补品会养成一种不平衡的饮食习惯，影响正常均衡饮食中营养物质的摄取，这样儿童得不到身体生长所需的各种营养成分，从而引起食欲不振、生长发育迟缓、患上贫血及佝偻病等疾病。某些营养滋补品常有激素样作用，长期大量服用可造成儿童肥胖症和性早熟等不良后果。

📖 1.2.3 厌食症宜用食物

茴香苗：将小茴香苗洗净切碎，稍加食盐、芝麻油、味精，凉拌当菜吃，每日半小盘。也可将小茴香加少许肉馅包馄饨、饺子或包子，让儿童进食。食量要由少增多，不可过量。小茴香健胃、理气化滞，食后可消食除满，增进食欲，实为治儿童厌食的美味佳肴。

橘皮：先将鲜橘子皮洗净，切成条状、雪花状、蝴蝶状、小动物状等各式各样小块，加上适量白糖拌匀，置阴凉处 1 周。儿童用餐时取出少许当菜食之。每日两次。橘皮药名陈皮，是一种理气、消积、化食的良药。橘皮含有大量维生素 B1、橙皮甙等，还有健胃、止呕、祛痰止咳的功能。

玫瑰花：鲜玫瑰花摘下后，加白糖适量密封于瓶罐内，1 月后启封。将少许玫瑰花糖加入汤内，让儿童食之。玫瑰花含有丰富维生素 C、葡萄糖、蔗糖、柠檬酸、苹果酸等，是芳香健脾的佳品。

大枣：儿童面黄肌瘦，时常腹泻，可用大红枣 5 ~ 10 枚，洗净煮熟去皮核食之，也可与大米煮粥食之。大枣温脾健胃、益气生津，可治疗贫血、腹泻等。

山药：将山药洗净去皮，切成薄片先用清水浸泡半天，加大米少量煮成稀粥，再放桂圆肉 3 ~ 5 枚用小火煮，加白糖少许食之。山药含淀粉、糖类、蛋白质、多种维生素、精氨酸与多种矿物质，是补中益气、健脾和胃、长肌肉的良药佳肴。

📖 1.2.4 厌食症保健食谱

麦芽粥

原料：麦芽 50 克，粳米 50 克。

做法：麦芽与粳米煮粥食用。

功效：健脾开胃、消食。主治儿童厌食症、乳食停滞。

消食粥

原料：山楂片 10 克，高粱米 50 克。

做法：将山楂片和高粱米一起置于铁锅，文火炒焦，取出压碾成粗粉，置于砂锅，加水煮成粥。不满 1 岁，每次取 10 克消食粥，每日 3 次；2 ~ 3 岁，每次取 20 克消食粥；4 ~ 5

岁，每次取 30 ~ 40 克消食粥。调味可加适量奶粉和白糖。

功效：健脾消食。主治儿童厌食、消化不良。

扁豆薏米粥

原料：扁豆 20 克，山药 15 克，薏苡仁 10 克。

做法：将扁豆、山药、薏苡仁等洗净一同放入砂锅，加水煮沸，文火煮成粥。每日 1 次，连服 5 ~ 7 天。

功效：和中健脾，消暑化湿。主治儿童厌食。

萝卜酸梅汤

原料：鲜胡萝卜 50 克，酸梅 5 枚，食盐少许。

做法：先将胡萝卜洗净，切片，加清水 1 大碗，同酸梅共煮，煎至半碗，加食盐调味。

功效：生津养胃，促进食欲。对津液不足、厌食症的患儿效果甚佳。

菠萝汤

原料：菠萝肉 250 克，白糖适量。

做法：将菠萝肉放入淡盐水中浸泡 10 分钟，然后切成小块，加水煮汤，调入白糖即成。每日 1 剂，连服 5 ~ 7 日。

功效：补脾益胃，润肠通便。适用于儿童病后不思饮食、大便秘结等。

橘皮山楂茶

原料：橘皮 15 克，焦山楂、莱菔子各 10 克。

做法：将以上 3 味共制粗末，放入杯中，用沸水冲泡，代茶饮用。每日 1 剂。2 岁以下儿童药量减半。

功效：健脾开胃，化食理气。适用于儿童厌食症。

糖渍金橘

原料：新鲜金橘、白糖各 500 克。

做法：将金橘洗净，压扁，去核，放入瓷器内，加白糖 250 克拌匀，腌渍 1 昼夜，待金橘浸透糖后，放入锅内，加水少许，烧沸后以文火熬至汁液耗干，离火，候凉，再拌入白糖 250 克，然后放入搪瓷盘内，风干数日，即成金橘果脯，装瓶备用。随意食用。

功效：理气开胃，消食化痰。适用于儿童厌食，食欲不振，消化不良，胸闷腹胀，痰多。

炖苹果泥

原料：苹果 1 个。

做法：将苹果洗净，去皮，切成薄片，放碗内加盖，置锅中隔火炖熟，用汤匙捣成泥状，喂儿童服食。

功效：适用于儿童厌食。

山楂饼

原料：山楂 15 克，鸡内金 7.5 克，山药粉、麦粉各 75 克。

做法：将山楂、鸡内金研为细末，与麦粉等加清水适量揉为面团，捏成饼，放油锅中煎至两面金黄时即成，每日 1 ~ 2 剂。或将山楂、鸡内金水煎取汁与山药粉、麦粉和匀，如法做饼服食。

功效：健脾消食。适用于儿童厌食。

[思考与练习]

1. 导致厌食症的原因有哪些？
2. 厌食症的食疗原则有哪些？
3. 选择两道厌食症保健食谱进行实际操作。

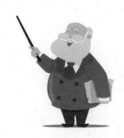

任务3　偏食症食疗与保健

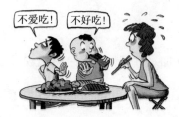

偏食是儿童常见的坏毛病，对生长发育极为不利。挑食容易造成维生素缺乏，一旦缺乏任何一种维生素，会造成维生素缺乏症，影响身体健康和疾病康复。偏食会导致某些营养素摄入不足或过量，造成体质虚弱、抵抗力差，容易生病或过度肥胖，严重影响儿童生长发育。

1.3.1　偏食的原因

内在因素：

1) 意识

儿童对食物一般没有太多的选择，家庭给什么就吃什么，所以偏食大多是由后天因素造成的。儿童表现出强烈的独立性，什么都喜欢"我自己来"，对于大人在进食上的一些安排会产生抗拒而坚持按照自己的意愿进食，因此出现该吃饭时不吃饭，反而继续做自己想做的事情。

2) 喜好

儿童受周围环境尤其是家庭环境的影响，再加上自己从饮食中得来的经验，开始对食物进行选择。随着味觉的感知发展，对于食品味道有了一定喜好。例如，喜欢甜食、油炸食物，或喜吃的细软食物。

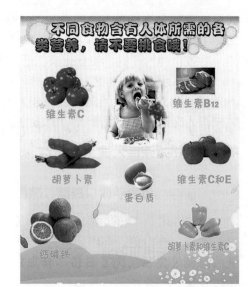

3) 本能

出于人类天生的自我保护机能，为了生存和繁衍，为避免一些新的食物对自身的伤害，儿童会拒绝一些新的食物或者缓慢、少量地去接受一些新的食物。

4) 性格

不同气质的儿童对新的食物也会产生不同反应，

例如，容易型的儿童会很快接受一种新的食品，而且喜欢不断尝新，但是也会出现喜新厌旧的问题；一些困难型气质的儿童，对于新的事物很敏感，很难接受一种新的食品，因此这样的儿童想做到食品多样化便存在一定困难。对于缓慢型气质的儿童，接受新的事物比较慢，因此接受新的食物就比较慢，而且吃饭慢吞吞，对于食物常表现出无所谓的样子，似乎吃不吃都可以。

外在因素：

1）家庭

儿童的饮食习惯受妈妈的影响最大，母亲偏爱与厌恶某类食物，儿童会不自觉地表现出同样的态度，因为母亲不喜欢吃某种食物，家里也就很少买，这样使儿童品尝这种食物的机会减少，对这种食物喜欢的程度就降低了。

2）环境

就餐的气氛，也就是常说的营养气氛，有的家庭看到儿童不好好吃饭，便采取高压手段，强迫儿童进食，或者家中人看电视、说西道东干扰儿童吃饭，或者儿童没有养成固定的地方吃饭，家长追着喂饭。

3）行为

有的家长对儿童过分溺爱，对儿童挑食一味迁就，时间长了也会使儿童形成偏食习惯。还有的家长利用儿童爱吃的食物诱导儿童多吃，也容易导致儿童偏食。有的家长经常在亲戚朋友面前数落儿童偏食挑食的行为，本意可能是借机教育儿童，但这样做却容易使儿童更加厌恶那些原本不喜欢的食物。

4）饭菜的制作

有的家长不是单给儿童制作饭菜，制作粗糙，味道、花色单一，引不起儿童的食欲，造成对饭菜的拒绝。

5）辅食添加

儿童在添加辅食过程中家长不恰当的喂养。例如，添加辅食过晚造成儿童只喜欢液体或者糊状食物，不喜欢比较坚硬的食物；过早添加辅食容易造成儿童过敏，因而人为的拒绝一些食物，造成营养单调。

6）疾病因素

儿童生病后由于影响了消化系统功能，如肠蠕动减慢、消化液分泌减少、唾液腺分泌减少，自然会造成食欲减低，这也是儿童自我保护的机制。

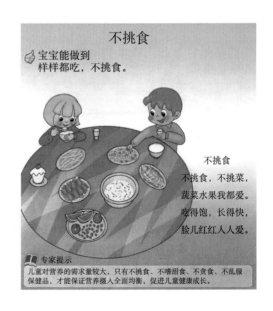

不挑食

宝宝能做到样样都吃，不挑食。

不挑食
不挑食，不挑菜，
蔬菜水果我都爱。
吃得饱，长得快，
脸儿红红人人爱。

专家提示
儿童对营养的需求量较大，只有不挑食、不嗜甜食、不贪食、不乱服保健品，才能保证营养摄入全面均衡，促进儿童健康成长。

🧁 1.3.2 纠正方法

1) 侧面引导

从不在儿童面前谈论某种食物不好吃，或者有什么特殊味道之类的话。对儿童不太喜欢吃的食物，多讲讲它有什么营养价值，吃了以后对身体有什么好处，而且父母应在儿童面前做出表率，大口大口香甜地边吃边称赞那些食物吃起来味道有多好。当儿童表示也想吃一点时，要及时表扬儿童。

2) 创造愉快的进餐环境

让儿童与全家人一起吃饭，或是与不偏食的小朋友一起吃饭，创造一个愉快的进餐环境，鼓励其向大人或其他小朋友学习。

3) 严格控制儿童吃零食

两餐的间隔最好保持在3.5～4小时，使胃肠道有一定排空时间，这样就容易产生饥饿感。古语说："饥不择食"，饥饿时也会吃过去不太喜欢吃的食物。时间长了，也会觉得味道不错，便会慢慢适应。

4) 改善烹调技术，不让儿童把不太喜欢吃的食物挑拣出来

如有的儿童不吃鸡蛋黄，可以把生鸡蛋与面粉调和，烹制鸡蛋软饼或是鸡蛋面条；不吃胡萝卜的，可以做成胡萝卜猪肉馅包子或饺子，等吃完饭，再告诉儿童他所吃的食物。

5) 巧妙引导

给儿童安排丰富的户外活动，如骑小自行车、玩球、跑步比赛等，到了吃饭时间，让他洗洗手，安静一会，等有了食欲再吃饭。此时桌子上摆了各种食物，其中也有儿童不太喜欢吃的，但父母不要提醒他。儿童经过活动，肚子已很饿了，吃起来会觉得很香。只要他吃了以后没有恶心、呕吐或过敏等表现，说明这种食物对他是合适的。如果食后确有身体不适的表现，则要向医生请教，那就不属于偏食了。

6) 经常讲解食物与健康的关系

从小教育儿童明白一个道理：健康的饮食能培养出健康的人，吃饭不注意，就很难长成身材漂亮、头脑聪明的人。把不挑食和宝贝所注重的目标结合起来，并举合适的例子来证明，这样儿童就会比较容易接受这些道理。

7) 让儿童参与食物制作

如果让儿童对食物多一些了解，便会对食物产生心理认同，也能减少对很多食物的偏见。比如说，可以让儿童和家长一起去买菜，帮助择菜，稍大的儿童还可让其自己做凉拌菜，甚至让其在家动手种菜苗、发豆芽……这些都会成为非常好的饮食教育。儿童也会爱上自己参与制作的食物。

8) 心平气和地对待儿童的挑食行为

如果儿童不吃某些食物，既不要大惊小怪、过分批评，让儿童产生抵触情绪，也不能纵容肯定，强化挑食行为。这种食物应当继续成为餐桌上的一部分，父母可询问：觉得这个菜

有什么不好吃？然后承诺下次会烹调得更好一些。不要提醒别人，介绍儿童不吃某种食物，或者特别爱吃某种食品。

9）帮儿童分析食品广告

儿童从众心理强，好奇心也强，最容易受广告的影响。父母需经常进行引导。让其知道广告多的食品不等于是优质健康食品，诱人的口感里面可能含有不利健康的添加物质。

10）对儿童的每一点进步给予鼓励

如儿童接受了以前不吃的食物，或者放弃某种特别喜爱的零食，或者在饮食上更加合理，父母可适当给予精神奖励，或者其他非食品形式的鼓励，以此激励其形成良好的饮食习惯。让其感觉这种好的行为与成长、懂事、明智、有教养等好的个人评价联系在一起。

🧁 1.3.3　偏食症忌食食物

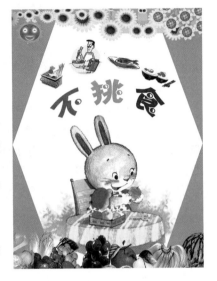

油炸类食品：导致心血管疾病的元凶（油炸淀粉）；含致癌物质；破坏维生素，使蛋白质变性。

腌制类食品：导致高血压、使肾负担较重，导致鼻咽癌；影响黏膜系统（对肠胃有害），易患溃疡和炎症。

加工肉类食品（肉干、肉松、香肠等）：含致癌物质亚硝酸盐（防腐和显色作用），含大量防腐剂（加重肝脏负担）。

饼干类食品（不含低温烘烤和全麦饼干）：食用香精和色素过多（对肝脏功能造成负担）；严重破坏维生素；热量过多，营养成分低。

汽水可乐类饮品：含磷酸、碳酸，会带走体内大量的钙。含糖量过高，喝后有饱胀感，影响正餐。

方便类食品（主要指方便面和膨化食品）：盐分过高，含防腐剂、香精（损肝）；只有热量没有营养。

罐头类食品（包括鱼肉类和水果类）：破坏维生素，使蛋白质变性；热量过多，营养成分低。

果脯类食品：含致癌物质亚硝酸盐；盐分过高，含防腐剂、香精（损肝）。

烧烤类食品：含大量三苯四丙吡（致癌物质之首），一只烤鸡腿等于60支烟的毒性；导致蛋白质碳化变性（加重肾脏、肝脏负担）。

冷冻甜品类食品（冰淇淋、冰棒和各种雪糕）：含大量奶油，易引起肥胖；含糖量过高，影响正餐。

汞含量较高的鱼：汞主要以甲基汞的有机形态积聚于食物链内的生物体，特别是鱼类，而甲基汞可能会影响人类神经系统，儿童更容易受到影响。在选择鱼类时，应避免进食体型较大的鱼类或其他汞含量较高的鱼类，包括鲨鱼、剑鱼、旗鱼、鲶鱼、罗非鱼、金目鲷及吞拿鱼，特别是大眼吞拿鱼、蓝鳍吞拿鱼等。

调味品：沙茶酱、西红柿酱、辣椒酱、芥末、味精，或者过多的糖等口味较重的调味料，容易加重儿童肾脏负担，干扰身体对其他营养成分的吸收，味精过多会影响血液中的锌的利用。

矿泉水、纯净水：儿童消化系统发育尚不完全，滤过功能差，矿泉水中矿物质含量过高，容易造成渗透压增高，增加肾脏负担。长期饮用纯净水，还会使得儿童缺乏某种矿物质，而且纯净水在净化过程中使用的一些工业原料，可能对儿童肝功能有不良影响。饮水机容易造成二次污染，也不宜使用。

功能饮料：功能饮料中大都富含电解质，可以适当补充人体在出汗中丢失的钠、钾等微量元素。不过，由于儿童的身体发育还不完全，代谢和排泄功能还不健全，过多的电解质会导致儿童的肝、肾还有心脏承受不了，加大儿童患高血压、心律不齐的几率，或者是肝、肾功能受到损害。

🧁 1.3.4 偏食症保健食谱

酱淋茄子

原料：茄子500克，香菜5克，蒜5克，青椒1只，香葱1根，油25克，酱油3克，老抽2克，蚝油5克。

做法：将茄子去皮，切成两半，再切成5厘米长的段，放入淡盐水中浸泡待用；将青椒洗净，去蒂和籽，切成丝；香菜洗净切成末；蒜头剁成蒜蓉；葱洗净切成葱花；放清水入锅烧开，放入茄子烫5分钟，等茄子变软后，捞起；用筷子轻轻挤出茄子里面多余的水分，晾凉；炒锅内放油，爆香蒜蓉，加老抽、酱油、蚝油和青椒丝炒匀，倒入香菜和葱花拌炒几下，起锅；最后将锅内的酱汁均匀地浇在茄子上即可。

功效：适用于儿童偏食。

竹笋香菇炖豆腐

原料：老豆腐500克，冬笋25克，香菇50克，葱5克，姜5克，鲜汤（少许海米加清水煮成）200克，酱油2克，盐3克，香油5克，胡椒粉2克。

做法：将豆腐切成小块，放入冷水锅内，加少许料酒，用旺火煮至豆腐里面起小孔；将冬笋去老皮，切成指甲片，香菇切成小片，葱、姜切成末；起锅、下油烧到五成热时，放入冬笋片炸到呈金黄色时捞起；锅内放入鲜汤，再将豆腐、冬笋片、香菇片、酱油、盐、姜末放入锅中，用小火炖20分钟左右，最后放入胡椒面、香油、葱末装盘即可。

功效：适用于儿童偏食。

鸭丝炒绿豆芽

原料：烤鸭脯肉200克，绿豆芽300克，香油25克，鸡精2克，醋2克，盐3克，姜末2克，花椒1克。

做法：将烤鸭脯肉切成丝，绿豆芽洗净，去根部；将炒锅置火上，放香油烧热，放入花椒炸出香味后捞出；下姜末稍煸，放鸭丝、豆芽，再加少许醋、精盐、鸡精快速翻炒，炒熟后，盛入盘中。

功效：适用于儿童偏食。

豆腐炒菜心

原料：小油菜心 400 克，老豆腐 100 克，黄豆芽 100 克，冬笋 25 克，冬菇 25 克，香葱 20 克，姜 10 克，油 25 克，香油 5 克，料酒 10 克，精盐 3 克，淀粉 10 克，鸡精 2 克。

做法：将葱切成段；冬笋、冬菇洗净切丝；小油菜心洗净去叶，取嫩心备用；豆腐用锅铲或勺子压成泥状，放入冬菇、冬笋丝再加盐、鸡精、料酒、香油拌匀，上笼蒸 10 分钟取出，放入盘中，周围摆菜心装饰一下，中间撒点葱花；油锅加热，放入葱、姜煸炒出香味，然后将葱、姜捞出不用，再下黄豆芽翻炒，加盐、味精、汤烧沸时，撇出浮沫，放入少量淀粉，淋上香油，浇在菜心上即可。

功效：适用于儿童偏食。

荸荠烧茄瓜

原料：茄子 200 克，荸荠 100 克，葱 10 克，姜 5 克，盐 5 克，蒜 10 克，酱油 10 克；适量鸡精、白糖。

做法：将荸荠洗净、去皮，切成两半；茄子洗净，切成 3 厘米见方的滚刀块；葱切段；姜切片；大蒜切片；将油放锅内，烧至六成熟时，放入姜、葱、蒜煸炒出香味，再加入茄子、荸荠炒匀，放盐、酱油、鸡精、白糖和少许清水，烧熟入味即可。

功效：适用于儿童偏食。

[**思考与练习**]

1. 导致偏食症的原因有哪些？

2. 偏食症的纠正方法有哪些？

3. 选择两道偏食症保健食谱进行实际操作。

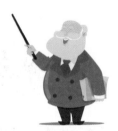

项目2

青少年常见病食疗与保健

项目综述

✧ 任务1　青少年饮食基本原则
✧ 任务2　抑郁症食疗与保健
✧ 任务3　青春痘食疗与保健

学习目标

✧ 掌握青少年饮食的基本原则，同时了解青少年常见病的食疗与保健方法。

学习重点

✧ 青少年饮食的基本原则。

学习难点

✧ 青少年常见病的食疗与保健方法。

建议课时

✧ 6课时。

任务1 青少年饮食基本原则

2.1.1 青少年饮食基本原则

青少年是指 10～17 岁的中小学生，学习紧张，活动量大，尤其处于生长高峰期时，每日营养素和能量消耗比开始发育前增加 2 倍多，故对营养的需求也增多。

1）合理搭配食物

青少年要保证所摄入的食物品种、数量、质量与其身体需求相平衡，即饮食中所含有的各种营养素种类齐全、比例合适、数量充足，能满足人体生理和健康需要。

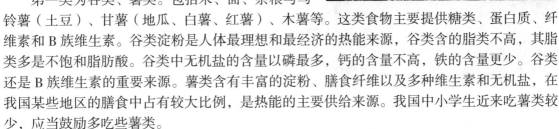

食物种类很多，但是没有任何一种食物能够满足人体所需的各种营养素，所以就必须利用各种食物组成平衡饮食。各种食物根据其营养特点可分为5 类：

第一类为谷类、薯类。包括米、面、杂粮与马铃薯（土豆）、甘薯（地瓜、白薯、红薯）、木薯等。这类食物主要提供糖类、蛋白质、纤维素和 B 族维生素。谷类淀粉是人体最理想和最经济的热能来源，谷类含的脂类不高，其脂类多是不饱和脂肪酸。谷类中无机盐的含量以磷最多，钙的含量不高，铁的含量更少。谷类还是 B 族维生素的重要来源。薯类含有丰富的淀粉、膳食纤维以及多种维生素和无机盐，在我国某些地区的膳食中占有较大比例，是热能的主要供给来源。我国中小学生近来吃薯类较少，应当鼓励多吃些薯类。

谷类营养价值会受到加工和烹调方法的影响，在日常生活中应加以注意，避免营养素不必要的浪费和损失。加工稻米、小麦时，不要碾磨得过于精细，否则谷粒表层所含的维生素、无机盐等营养素和膳食纤维大部分流失到糠麸之中。购买米、面时，不要仅选择精白米、精白面。在日常饮食中要注意粗细粮搭配，经常吃一些粗粮、杂粮等。

第二类为动物性食物。包括肉类、禽类、蛋类、鱼类、乳类等。主要提供蛋白质、脂肪、无机盐、维生素 A 和 B 族维生素。肉类食物中的脂肪以饱和脂肪酸为主，钙含量较低，

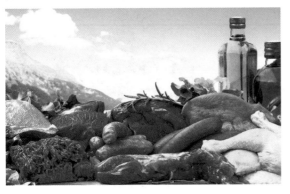

铁的存在形式主要是血红素铁，容易被人体吸收、利用。肉类所含维生素较少，肝胆是多种维生素的丰富来源，如维生素 A、维生素 B12、叶酸等。随着经济的发展，生活水平的提高，部分大城市中小学生食用动物性食物过多，吃谷类和蔬菜不足，对健康不利。肥肉和荤油为高热能和高脂肪食物，摄入过多往往会引起肥胖，并且是某些慢性病的危险因素，不应多吃。鱼类的脂肪多由不饱和

脂肪酸组成，有降血脂和防止血栓形成的作用。鱼类含的钙高于肉类，是钙的良好来源，虾皮中钙的含量也很高。另外，海产品中还含有丰富的碘。海产鱼类的肝脏中含有丰富的维生素 A 和维生素 D。

蛋类中含有丰富的蛋白质，几乎能被人体完全吸收，是食物中最理想的优质蛋白质。蛋黄比蛋清含有较多的营养成分，钙、磷和铁等无机盐多集中在蛋黄中。其中还含有较多维生素 A、维生素 D、维生素 B1、维生素 B2、维生素 B12，除此之外，蛋黄中还含有较高的胆固醇，胆固醇是合成雄性激素的重要原料，适量食用鸡蛋对中学男生生长发育有特殊意义。

乳类中的蛋白质消化吸收率和利用率都高，是优质的蛋白质。乳类富含钙、磷、钾，其中钙的含量特别丰富，但铁的含量很少，维生素 D 的含量也不高。青少年处于生长发育的关键时期，人体骨骼也是在这个时期发育成熟的。因此，这个时期对钙的需要量明显增加，如果钙的摄入不足或缺乏，不仅影响青少年骨骼和牙齿正常发育，还会增加年老后发生骨质疏松症的危险性。奶和奶制品中含有丰富的钙，并且容易被人体吸收、利用，是钙最好、最经济的来源。为了孩子的健康，要让他们养成喝奶的习惯，每天至少 250 克奶。贫困地区乳类不足时，应保证每个学生每天喝一杯豆浆，也可以在一定程度上起到补钙的作用。

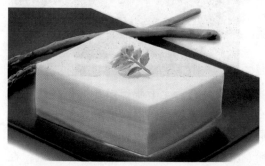

第三类为大豆类及大豆制品。主要提供蛋白质、脂肪、无机盐和 B 族维生素。大豆类含有丰富的蛋白质，含量高达 35% ~ 40%，大豆蛋白质是最好的植物性优质蛋白质，含有丰富的赖氨酸。大豆中也含有较高脂肪，主要是不饱和脂肪酸，而糖类含量较少。大豆中钙和维生素 B1、维生素 B2 的含量也较高。常食用的大豆制品有豆腐、豆浆和豆芽。

第四类为蔬菜和水果。主要提供无机盐、维生素 C、胡萝卜素和膳食纤维。蔬菜、水果中含有多种营养物质，蛋白质、脂肪含量很低，含有一定量的糖类，而含的无机盐主要包括钙、钾、钠、镁。蔬菜、水果还可以增进食欲、促进消化，是膳食纤维的重要来源，对保护心血管健康、增强抗病能力、减少学生发生眼干燥症的危险及预防某些肿瘤等具有十分重要的作用。对维持机体酸碱平衡也很重要。

第五类为纯热能食物。包括动、植物油脂，各种食用糖和酒类，主要提供热能，植物油还可提供维生素 E 和必需脂肪酸。

这 5 类食物均应合理搭配，并注意各种食物的营养特点，如粗细粮搭配可使粮食中蛋白质互补，提高营养价值；荤素搭配也有利于蛋白质互补。食物的营养价值并不是总与价格平行的，有些便宜食物营养价值很高，如胡萝卜、大豆等。

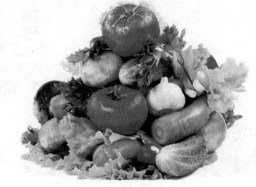

由于各种食物营养成分与功能不尽相同，因此不能长期单吃一类或一种食物。制作食物时最好把几种含不同蛋白的食物按比例混合，取长补短，以提高蛋白质的利用率。在烹调时注意避免营养素的丢失，做米饭时尽量减少淘洗米的次数，不丢弃米汤；煮稀饭不加碱；做面食时尽量不用油炸，以免大量维生素被破坏；蔬菜尽可能新鲜，先洗后切，不挤菜汁，大火快炒等，这些都能减少营养素的损失。

此外，还要注意饮食的季节性，通常夏季饮食宜清淡，适当配以酸辛味的调味品以增加食欲，如麻酱蒜泥拌黄瓜、糖拌番茄、葱花姜末粉皮、虾皮冬瓜汤、紫菜毛豆汤、海带莲藕排骨汤等；同时，还要注意饮食清洁卫生，防止食物中毒。冬季机体需要热能多，食用荤菜或油脂较多的食物以补充热能，提高耐寒能力。同时，还要注意补充富含维生素A、维生素B2、维生素C的新鲜绿叶蔬菜、水果及奶、肝、蛋类食品。每餐吃饱，必要时补充某些维生素，有助于提高耐寒能力和预防维生素缺乏症。

色、香、味俱全的食品能刺激机体分泌消化液，增进食欲。每餐不断变换主副食品种、数量和烹调方法，可使食物感官性状不断变化，对人体形成新的刺激，使大脑饮食中枢处于兴奋状态，促进食欲、帮助消化。

总之，饮食宜多样化，应根据季节和食品供应情况进行主副食搭配，粗细粮搭配，荤素搭配，干稀搭配，多提供乳类和豆制品。含蛋白质和脂肪丰富的食物，如肉、鱼、蛋、豆制品等，应安排在早餐和午餐，晚餐则配以蔬菜和谷类食物。

2）合理安排三餐

（1）早餐

营养丰富的早餐可提供上午所需要的热能和营养素，吃好早餐对学生身体健康和学习非常重要。首先，大脑工作的热能来自血糖，不吃早餐或早餐中的热能不足，血糖的浓度就低，大脑细胞得不到充足的血糖供应，就会降低学习效率，从而影响学习成绩。其次，不吃早餐和早餐质量不好的学生，上午第一二节课就会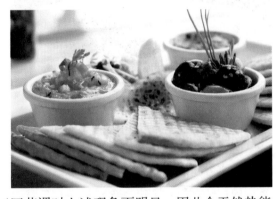出现精力不集中、疲劳、思考问题不积极，第三四节课时上述现象更明显，因此全天然热能和营养素摄入不足，严重时可导致营养缺乏症，如营养不良、缺铁性贫血等。再次，经常不吃早餐，影响消化系统的功能，容易诱发胃炎、胆结石等消化系统疾病。所以，经常不吃早餐不仅影响学习成绩，还会对健康产生一系列危害。

早餐不仅要热能充足，还要有足够的蛋白质。通常早餐除供给一定量的馒头、面包、蛋糕、包子等，最好能吃50～100克荤食，如1个鸡蛋、1杯牛奶或豆浆、肉松、素鸡、火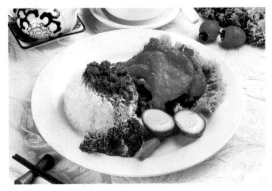腿、午餐肉等。要尽量做到色香味美，以唤起孩子的食欲，逐步养成吃早餐的习惯。家长必须重视早餐，让孩子早睡早起，以便有足够时间准备和进餐。早餐热能分配以占全天热能的25%～30%为宜。

（2）午餐

午餐是一日膳食中最重要的一餐，它既要补充学生上午的热能消耗及各种营养素的丢失，还要为下午学习和活动储备热能，更要满足学生生长发育的需要。质量好的午餐，对提高青少年身体素质有很大作用。午餐的热能摄入量应占全天总热能摄入量的35% ~ 40%，青少年午餐各类食物应包括：粮食类100 ~ 200克；动物性食物50 ~ 75克；牛奶100 ~ 125克；大豆及其制品20 ~ 30克；蔬菜200克；植物油5 ~ 7克。此外，配餐时还应讲究质量，要少吃动物油，多吃植物油。应减少脂肪摄入量并增加饮食中的糖类含量，以预防肥胖症、糖尿病及心血管疾病的发生。目前这些病不仅发生在中老年，青少年也可发生。据调查，由于各种原因，只靠家庭饮食，一般不易达到青少年生长发育所需要的热能和维生素供应标准。日本、美国多年来推行的学校午餐制的经验表明，发展中小学校午餐制是解决中小学生营养问题的重要措施。午餐品种有肉、水产品、蔬菜、水果、米饭、面包、牛奶等，每餐都保证有200克牛奶。推广学校营养午餐可保证青少年均衡、全面的营养供给，改善营养状况；纠正不良习惯，培养良好的饮食卫生习惯、集体主义感及增强生活自理能力。我国学校午餐起步晚，还没有形成一套完整的生产供应体系，但在已实行学校午餐的部分地区，已收到了很好效果。

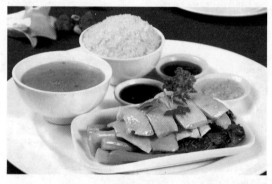

（3）晚餐

晚餐的原则是"少而清淡"。晚餐不宜过饱，不应油腻，否则会影响睡眠，晚餐也不宜吃得过晚，因为晚上吃的食物还没有来得及消化、吸收，便卧床休息，会影响孩子夜间的睡眠质量，影响第二天上课时的精神状态。晚饭吃得过晚，还会影响第二天早餐食量，更重要的是，晚饭吃得过晚可引起尿路结石等疾病。晚餐在三餐热能分配中约占30%。

三餐对于正在生长发育期的青少年来说是非常重要的。早餐不仅要吃，而且要吃好，应多吃含水分多的食物，如牛奶、豆浆或蔬菜、鲜果汁等；午餐宜品种多、营养质量高、营养素均衡；晚餐不宜吃得太多。总之，三餐的合理搭配是青少年健康的前提。

3）养成良好饮食习惯

（1）不偏食，不挑食

偏食对青少年生长和智力发育是十分不利的。自然界中各种食物的营养成分与功能不尽相同，各类食物各有特点，任何一种食物不能代替其他食物，因此不能偏食。长期不吃肉食者，优质蛋白摄入减少，偏食荤菜者又会导致热能过剩及维生素、无机盐缺乏，易发生动脉粥样硬化。如洋快餐以高脂肪食物为主，而蔬菜等含膳食纤维的食物较少，不宜常食。

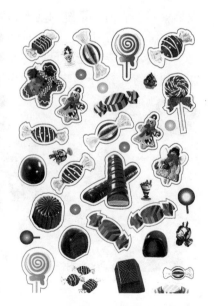

（2）不吃零食

平时爱吃零食的学生没有正常的饮食规律，消化系统没有建立定时进食的条件反射，使胃肠得不到充分休息，可引起食欲减退，从而影响正常进食。

（3）不过分节食

不少女学生过分追求形体美，节食减肥，控制正常三餐的进食量，久而久之，各种营养素摄入明显缺乏，机体免疫功能、神经体液调节功能均受到影响。有些女生盲目节食还会造成闭经等疾病。

（4）不暴饮暴食

进食缺乏节制，不但可引起胃肠功能紊乱，还可诱发某些疾病，如急性胃扩张、胃下垂等。而油腻食物可使胆汁和胰液大量分泌，有发生胆管疾病或胰腺炎的危险。

（5）饮食不宜过快

进餐时不细嚼慢咽，不仅加重胃的负担，容易发生胃炎、溃疡病等，还会导致食物消化吸收不全，造成各种营养素的丢失。

（6）不食烫食

吞食过热的饮食，不仅容易烫伤舌头、口腔黏膜和食管，对牙齿正常生长发育也会造成损害。食管长期受到热食物伤害，残留下的瘢痕和炎症会影响营养素吸收，还有诱发食管癌的可能。

（7）不食咸食

每天食盐摄入量超过正常限量时，会使血液循环增加而造成心、肾负担加重，也是导致高血压病的原因之一。

4）复习考试期间的饮食安排

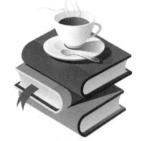

在大脑高级神经系统紧张活动的条件下，糖类、脂类、维生素A、B族维生素、维生素C的代谢活动加强，但热能消耗不增加或稍微增加。因此，学生在复习考试期间，应增加蔬菜、水果、动物性食物和豆制品，减少纯糖和纯油脂性食物，并摄入足够的优质蛋白质，以及维生素和铁质食品。

一般提倡考试期间选择牛奶、鱼肉、蛋类、瘦肉、肝或大豆制品等富含蛋白质的食物，特别要保证绿叶蔬菜的供给，多吃水果。其中，牛奶、奶制品和蔬菜的钙和磷含量丰富，因含磷食物对中枢神经系统有良好作用，最适合于紧张脑力活动的需要。因此，从事紧张脑力活动的人，应多吃鱼、肉食品，以及香蕉和其他新鲜水果，以保证脑力活动时获得特殊营养。学生在学习紧张时，往往会出现食欲下降，尤其在炎热夏季大量出汗、夜间休息不好时，更容易出现食欲不振的现象。此时家长应选择富有营养、平时孩子喜欢吃的食物以增进食欲；并注意食用清淡、不过分油腻且易消化的食物，多吃新鲜蔬菜及水果。同时还应督促学生在备考和考试期间严格遵守作息制度，保证充足睡眠，以利于临场发挥。

🧁 2.1.2 青少年四季营养食谱举例

春季食谱一

早餐：面包（面粉 100 克）；牛奶 250 克；煮鸡蛋 1 个。

午餐：蘑菇肉片（鲜蘑菇、猪肉各 50 克，植物油 5 克）；炒青菜（青菜 200 克，植物油 5 克）；米饭（大米 150 克）。

晚餐：炒土豆（土豆 100 克，胡萝卜 50 克，豆腐干 20 克，植物油 5 克）；炒菠菜（菠菜 200 克，植物油 5 克）；面条（面粉 150 克）；水果（菠萝 100 克）。

春季食谱二

早餐：馒头（面粉125克）；酥黄豆25克；牛奶250克。

午餐：鲜鱿鱼炒芥菜（鲜鱿鱼100克，芥菜50克，植物油5克）；豆腐干炒菜心（菜心150克，豆腐干25克，植物油5克）；虾皮紫菜蛋花汤（干虾皮、干紫菜各10克，鸡蛋50克，香油适量）；米饭（大米150克）。

晚餐：西红柿炒鸡蛋（西红柿75克，鸡蛋50克，植物油5克）；芹菜炒肉片（芹菜100克，猪瘦肉25克，植物油5克）；面条（面粉150克）；水果（香蕉150克）。

夏季食谱一

早餐：鸡蛋糕（面粉150克，鸡蛋50克，白糖25克）；牛奶250克。

午餐：莴笋肉片（莴笋、猪肉各100克，黑木耳2克，植物油5克）；炒茼蒿（茼蒿菜200克，植物油5克）；馒头（面粉150克）；赤豆汤（赤小豆10克）。

晚餐：葱油鲳鱼（鲳鱼150克，植物油5克）；炒青菜（青菜200克，植物油5克）；米饭（大米150克）；水果（番茄100克）。

夏季食谱二

早餐：糖三角（面粉125克，红糖15克）；牛奶250克；鸡蛋1个。

午餐：木须肉（猪肉、鸡蛋各50克，木耳、黄花菜各15克，黄瓜片75克，植物油5克）；素什锦（芹菜100克，水发木耳、水发花生米各15克，水发腐竹25克，植物油5克）；金针菇海带汤（金针菇、水发海带各15克，虾皮5克）；馒头（面粉150克）。

晚餐：苦瓜肉片（苦瓜100克，猪肉片、尖椒各25克，植物油5克）；拌黄瓜（黄瓜100克，香油适量）；米饭（大米150克）；水果（桃100克）。

秋季食谱一

早餐：鸡蛋薄饼（面粉150克，鸡蛋50克，植物油5克）；牛奶250克。

午餐：黄瓜肉片（黄瓜100克，猪瘦肉50克，豆干25克，植物油5克）；炒青菜（青菜200克，植物油5克）；米饭（大米200克）。

晚餐：炒三丁（猪瘦肉50克，青椒50克，蘑菇25克，植物油5克）；毛豆冬瓜（冬瓜150克，毛豆25克，植物油5克）；馒头（面粉150克）；水果（苹果100克）。

秋季食谱二

早餐：豆沙包（面粉100克，红豆沙30克，白糖10克）；牛奶250克；煮鸡蛋1个。

午餐：肉片焖扁豆（猪肉30克，扁豆50克，植物油适量）；榨菜肉丝汤（猪瘦肉丝、榨菜各15克，香油适量）；米饭（大米150克）。

晚餐：麻辣豆腐（豆腐80克，植物油5克，红辣椒、淀粉、葱、姜、食盐各适量）；海米菠菜（菠菜100克，虾米15克，植物油5克，味精、食盐各适量）；馒头（面粉125克）；水果（柿子100克）。

冬季食谱一

早餐：虾肉馄饨（面粉150克，虾仁50克）；牛奶250克。

午餐：茄汁肉片（猪瘦肉75克，番茄酱、鸡蛋清各25克，植物油10克）；炒青菜（青菜150克，植物油5克）；米饭（大米200克）。

晚餐：煎带鱼（带鱼 100 克，植物油 5 克）；炒芹菜豆腐干（芹菜 100 克，豆腐干 50 克，植物油 5 克）；面条（面粉 150 克）；水果（香蕉 100 克）。

冬季食谱二

早餐：椒盐花卷（面粉 125 克）；五香豆腐干 25 克；牛奶 250 克。

午餐：糖醋藕片（藕 50 克，植物油 5 克，白糖、醋各适量）；油菜豆腐汤（豆腐 50 克，油菜 25 克，植物油适量）；米饭（大米 150 克）。

晚餐：宫爆鸡丁（鸡肉 50 克，花生仁 15 克，植物油适量）；虾米豌豆苗（虾米 15 克，豌豆苗 100 克，植物油 5 克）；馒头（面粉 150 克）；水果（苹果 100 克）。

[思考与练习]

1. 少年饮食应该如何搭配？
2. 青少年应养成哪些良好饮食习惯？
3. 请根据中学生营养需求设计一日三餐食谱。

 任务 2　抑郁症食疗与保健

2.2.1　青少年抑郁症病因

1）精神刺激因素

抑郁情绪的出现，一般都有一些心理或精神的促发因素，如青少年父母死亡或离异、父母对子女采取排斥或漠不关心的态度；早年曾有严重的不幸经历，青春期后又碰到精神上的创伤，以及失恋、身患疾病、人际关系不协调、学习成绩不良或其他负面生活事件等，均易于诱发抑郁情绪。

2）性格因素

性格内向、文静、不爱交际、不喜欢出头露面、孤僻、多疑、常常注意事物消极面或遭受意外挫折的人，容易陷入抑郁状态。另外，急性抑郁发作的青少年，病前个性多倔强，或有被动易攻击的特点。慢性抑郁的青少年病前多表现出无能、被动、好纠缠、依赖和孤独的特点。

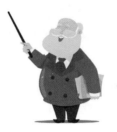

3）家族遗传

家族遗传性因素对青少年抑郁有一定影响，约 50% 抑郁青少年的父母中，至少有一人曾患抑郁症。对双生子的研究也发现，同卵双生子的同病率高达 70% 以上，而异卵双生子的同病率仅为 19%。

🧁 2.2.2 青少年抑郁症的表现

青少年是抑郁症的主要发病对象，多由学习压力太大造成。青少年发病率很高，其症状多种多样，表现复杂。

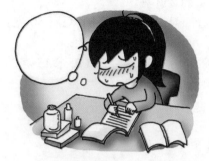

1）似病非病

患者一般年龄较小，不会表述情感问题，只说身体上的某些不适。如有孩子经常用手支着头，说头昏头痛；有的用手捂着胸，说呼吸困难；有的说嗓子里好像有东西，影响吞咽。他们的"病"似乎很重，呈慢性化，或反复发作，但做了诸多医学检查，又没发现什么问题，吃了许多药，"病"仍无好转迹象。

2）坦途无悦

面对达到的目标、实现的理想、一帆风顺的坦途，患者并无喜悦之情，反而感到忧伤和痛苦。如考上名牌大学却愁眉苦脸、心事重重，想打退堂鼓。有的大学生学习期间经常无故往家跑，想休学退学。

3）反抗父母

患者在童年时对父母的管教言听计从，到了青春期或走上社会后，不但不跟父母沟通交流，反而处处与父母闹对立。一般表现为不整理自己的房间、乱扔衣物、洗脸慢、梳头慢、吃饭慢、不完成作业等。较严重的表现为逃学，夜不归宿，离家出走，跟父母翻过去的旧账（童年所受的粗暴教育，父母离异再婚对自己的影响等），要与父母一刀两断等。

4）自杀行为

重症患者利用各种方式自杀。对自杀未果者，如果只抢救了生命，未对其进行抗抑郁治疗（包括心理治疗），患者仍会重复自杀。因为这类自杀是有心理病理因素和生物化学因素的，患者并非情愿想死，而是被疾病因素所左右，身不由己。

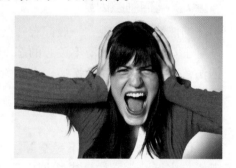

5）不良暗示

主要表现在两个方面：一是潜意识出现生理障碍。如一到学校、教室或工作单位就感觉头晕、恶心、腹痛、肢体无力等，当离开这个特定环境，回到家中一切又都正常。二是有意识地专往负面去猜测。如患者自认为考试成绩不理想；自己不会与人交往；自认为某些做法是一种错误，甚至是罪过，给别人造成麻烦；自己的病可能是"精神病"，真的是"精神病"怎么办等。

🧁 2.2.3 忧郁症饮食原则

1）补充多糖类食品

糖类可透过血清素的提升来舒缓压力和改善情绪，不过单糖吸收太快，代谢得也快，因此可在碳水化合物类的摄取中尽量采用多糖饮食，因其消化较慢，提升血清素的过程较平顺。多糖类食品包括全谷米、大麦、小麦、燕麦、瓜类和含高纤维多糖蔬菜与水果等。

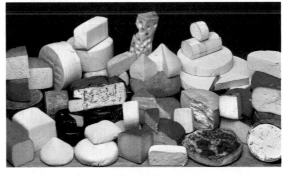

2）补充高蛋白食品

许多跟情绪安定有直接关系的蛋白质氨基酸是制造情绪荷尔蒙的原料。

色氨酸：必须依靠食物补充。色氨酸被人体吸收后，能合成神经介质 5-羟色胺，它就像身体里的"信使"，有效发挥调节作用，使心情变得平静、愉快。富含色氨酸的食物有鱼肉、鸡肉、蛋类、奶酪、燕麦、香蕉、豆类及其制品等。这些食物最好与糖类含量多的食物如蔬菜、水果、米、面等一起食用，以利于色氨酸的消化、吸收和利用。

酪氨酸：是维持脑部功能所需物质。其在体内转化成肾上腺素，能提升积极心态。富含酪氨酸的食物如乳酪制品、柑橘、腌渍沙丁鱼等，在早餐前 30 分钟食用。

3）适当摄入脂肪类食品

过量胆固醇是心血管疾病及中风的危机因子，而过度低下的胆固醇浓度也是忧郁症、慢性疲劳综合征甚至精神异常的成因之一，所以必须注意维持正常的胆固醇摄取量。

n-3 脂肪酸：一项调查表明，日本居民膳食中 n-3 脂肪酸的供应量比新西兰居民多 1 倍，其抑郁症发病率比后者降低约 60%。更令人鼓舞的是，对服用抗抑郁药几乎无效的抑郁症患者每天服用 1 克 n-3 脂肪酸，症状得到很大改善，其效果是服用安慰剂患者的 2 ~ 4 倍。n-3 脂肪酸在海产鱼类中含量最多。

此外，蔬菜油因含有高量的丙亚麻油酸，对治疗忧郁症也有效。

4）选择补充维生素

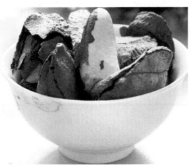

维生素 B6：维生素 B6 在体内累积到一定程度后，会产生一种"抗抑郁剂"，起到缓解抑郁情绪的作用。平常应多吃大豆、燕麦、核桃、花生、动物肝脏等食物。每天至少应补充维生素 B6 100 毫克。

维生素 E：帮助脑细胞最大限度地获取血液中的氧，使脑细胞活跃起来。可食用麦芽、大豆、坚果、植物油和绿叶蔬菜等富含维生素 E 的食物。

叶酸：能提高大脑 5-羟色胺水平，有效抗击抑郁情绪。可食用绿叶蔬菜、菜花、动物肝脏等富含叶酸的食物。宜与维生素 C 同食。

5）养成良好饮食习惯

不过量摄入巧克力和咖啡。过多摄入巧克力和咖啡因，可使心情沮丧，加重抑郁。

戒烟，少喝酒。虽然香烟、酒精可让抑郁情绪得到暂时解脱，但一段时间后不良情绪会卷土重来。

避免一切垃圾食物、加工食物和精制过的食物，远离碳酸饮料、油炸食物等高热量食品。

2.2.4 抑郁症保健食谱

香橼佛手饮

原料：香橼皮 10 克，佛手 10 克，绿梅 3 克。

做法：三种原料先洗净，然后晒干作备用，香橼佛手切成丝，连同绿梅入砂锅，加水浸泡 1 小时。然后中火煨煮，约 15 分钟，纱布过滤取汁饮。

功效：疏肝解郁。适用于情绪忧郁兼有胸胁胀痛者。

玫瑰金橘饼饮

原料：玫瑰花 6 克，金橘饼半块。

做法：玫瑰洗净并晾干，然后切碎金橘饼，同放杯中沸水泡，加盖焖 15 分钟，玫瑰金橘连茶饮。

功效：疏肝解郁。适用于情绪忧郁兼有胸胁胀痛者。

全橘饮

原料：橘皮 30 克，橘核 50 克，橘络 10 克，蜂蜜 30 克。

做法：橘皮橘络先洗净，橘皮晾干切细丝，连同橘络入砂锅，加水浸泡备用。再将橘核洗干净，晾干敲碎入砂锅，拌和均匀加清水，大约煎煮 30 分钟，纱布过滤取汁，调入蜂蜜即成食。

功效：疏肝解郁。适用于情绪忧郁兼有胸胁胀痛者。

双花茶

原料：绿梅花 3 克，玫瑰花 3 克，黄连 2 克。

做法：三种原料同入杯，沸水冲泡加盖，焖制 10 分钟即可饮。

功效：疏肝解郁。适用于情绪忧郁等亚健康状态。

金橘叶绿茶

原料：金橘叶（干品）30 克，绿茶 2 克。

做法：金橘叶，连同绿茶入砂锅，加水浸泡 1 小时，中火煎煮 30 分钟，纱布过滤取汁饮。

功效：疏肝解郁。适用于情绪忧郁等亚健康状态。

橘皮拌海带丝

原料：橘皮 25 克，海带 150 克，香菜 30 克，白糖、酱油、醋、麻油、味精各少许。

做法：海带上笼先蒸制，约 20 分钟，取出投入热水中浸泡，洗净泥沙切成细丝，放入盘中加酱油、白糖、麻油和味精，拌匀后备用。橘皮开水烫洗，沥干后剁成末，放入碗中加醋拌，倒入海带中再拌匀，香菜洗净切段，撒上以后即可食用。

功效：疏肝解郁。适用于情绪忧郁者。

百合糖水汤

原料：百合 100 克，清水 500 克，白糖 10 克。

做法：百合加水用文火煮至熟烂后加糖适量，分 2 次服食。

功效：百合甘苦微寒，能清心安神，治疗心烦不安、失眠多梦。此汤可用于青少年抑郁症患者。

珍珠烧萝卜

原料：水溶珍珠粉 10 克，白萝卜、胡萝卜各 200 克，姜 5 克，料酒、葱各适量，食盐 4 克，味精 2 克，植物油 35 毫升。

做法：白萝卜、胡萝卜去皮，洗净，切成 3 厘米长的块，姜切片，葱切段。将炒锅置武火上烧热，加入植物油，烧至六成热时，加入姜、葱爆香，随即加入胡萝卜、白萝卜、水溶珍珠粉、料酒、水适量，烧煮熟，加入食盐、味精即成。

功效：镇心安神，消积化食。适用于抑郁症患者食用。

百合炒青笋

原料：百合 30 克，青笋 200 克，红椒 25 克，姜 5 克，料酒 10 毫升，葱 10 克，食盐 3 克，味精 2 克，植物油 35 毫升。

做法：将百合用水浸泡 3 小时，洗净，青笋去皮切菱形片，姜切片，葱切段；红椒洗净切菱形。将炒锅置武火上烧热，加入植物油，烧至六成热时，加入姜、葱爆香，随即加入青笋、百合、红椒，炒熟，加入料酒、食盐、味精即成。

功效：清心安神。适用于抑郁症患者食用。

柏子仁核桃炒豇豆

原料：柏子仁 10 克，核桃仁 30 克，豇豆 300 克，姜 5 克，葱 15 克，食盐 3 克，味精 2 克，植物油 35 毫升。

做法：将核桃仁用植物油炸香，柏子仁研成细粉；豇豆洗净后切成 4 厘米长的段。将炒锅置武火上烧热，加入植物油，烧至六成热时，加入姜、葱爆香，加入豇豆、柏子仁粉，炒熟，加入核桃仁、食盐、味精即成。

功效：宁心安神。适用于抑郁症患者食用。

[思考与练习]

1. 青少年抑郁症患者的饮食原则有哪些？
2. 选择两道抑郁症保健食谱进行实际操作。

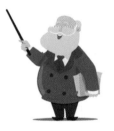

任务 3　青春痘食疗与保健

青春痘，又名痤疮、粉刺，是青春期常见皮肤病。青春发育期体内性激素分泌增多，若雄性激素生成过多，就会促使皮脂腺功能异常旺盛，产生大量皮脂。另一方面，雄性激素可促进毛囊口上皮角化过度，毛囊口被角质堵塞，皮脂无法顺利排出而在皮脂腺内堆积。当然，痤疮患者皮脂成分不正常也可能是导致发病的另一个因素。此外，皮脂腺毛囊内寄生的一些细菌（主要是痤疮杆菌）在厌氧条件下大量繁殖，分解皮脂，产生一种有刺激的物质，称为游离脂肪酸。它可通过皮脂腺毛囊的微小裂隙外溢，导致周围皮肤组织发炎。并非每个青年人都会长痤疮，因为遗传体质也是本病发生及其严重程度的一个重要因素。

2.3.1 病因

痤疮发生主要与皮脂分泌过多、毛囊皮脂腺导管堵塞、细菌感染和炎症反应等因素密切相关。进入青春期后人体内雄激素特别是睾酮的水平迅速升高，促进皮脂腺发育并产生大量皮脂。同时毛囊皮脂腺导管角化异常造成导管堵塞，皮脂排出障碍，形成角质栓即微粉刺。毛囊中多种微生物尤其是痤疮丙酸杆菌大量繁殖，其产生的脂酶分解皮脂生成游离脂肪酸，同时趋化炎症细胞和介质，最终诱导并加重炎症反应。

2.3.2 临床表现

痤疮好发于面部及上胸背部，有开放性和闭合性粉刺。闭合性粉刺（又称白头）的典型皮损是约1毫米大小的肤色丘疹，无明显毛囊开口，开放性粉刺（又称黑头）表现为圆顶状丘疹伴显著扩张的毛囊开口。粉刺进一步发展会演变成各种炎症性皮损，表现为炎性丘疹、脓疱、结节和囊肿。炎性丘疹呈红色，直径1～5毫米不等；脓疱大小一致，其中充满了白色脓液；结节直径大于5毫米，触之有硬结和疼痛感；囊肿的位置更深，充满了脓液和血液的混合物。这些皮损还可融合形成大的炎性斑块和窦道等。炎症性皮损消退后常常遗留色素沉着、持久性红斑、凹陷性或肥厚性瘢痕。临床上根据痤疮皮损性质和严重程度将痤疮分为3度、4级：1级（轻度）：仅有粉刺；2级（中度）：除粉刺外，还有一些炎性丘疹；3级（中度）：除粉刺外，还有较多的炎性丘疹或脓疱；4级（重度）：除有粉刺、炎性丘疹及脓疱外，还有结节、囊肿或瘢痕。

2.3.3 青春痘饮食原则

痤疮发生原因是多方面的，但过食肥甘厚味及辛辣等刺激性食物，致使皮脂腺分泌异常，也是本病发生的主要诱因。因此，痤疮的饮食调养非常重要。首先要改变不良饮食习惯，多食能促进体内血液变成碱性的蔬菜、水果，少吃高脂肪、高糖及刺激性食物。具体应注意以下几方面饮食原则：

1）宜吃富含维生素A和B的食物

不同维生素A有益于上皮细胞的增生，能防止毛囊角化，消除粉刺，调节皮肤汗腺功能，减少酸性代谢产生对表皮的侵蚀。而含维生素A丰富的食物有金针菇、胡萝卜、西兰花、小白菜、茴香菜、荠菜、菠菜、动物肝脏等。维生素B2能促进细胞内的生物氧化过程，参与糖、

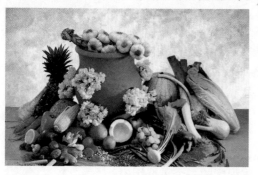

蛋白质和脂肪的代谢，各种动物性食品中均含有丰富的维生素B2，如动物内脏、瘦肉、乳类、蛋类及绿叶蔬菜；维生素B6参与不饱和脂肪酸的代谢，对本病防治大有益处，含维生素B6丰富的食物有蛋黄、瘦肉、豆类及白菜等。富含锌的食物也有控制皮脂腺分泌和减轻细胞脱落与角化的作用。如瘦肉类、海参、鸡蛋、核桃仁、葵花子、苹果、大葱、金针菇等。

2）宜食清凉祛热食品

痤疮患者大多数有内热。饮食应多选用具有清热凉血、生津润燥作用的食品，如瘦猪肉、猪肺、蘑菇、木耳、芹菜、油菜、菠菜、苋菜、莴笋、苦瓜、黄瓜、丝瓜、冬瓜、西红柿、绿豆芽、绿豆、黄豆、豆腐、莲藕、西瓜、梨、山楂、苹果等。

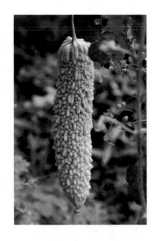

3）忌食肥甘厚味

痤疮往往因过食肥甘厚味，以致肺胃湿热熏蒸而淤滞肌肤所致。凡含油脂丰富的动物肥肉、鱼油、动物脑、蛋黄、芝麻、花生及各种糖和含糖高的糕点等食品最好少吃。

4）忌食辛辣温热食物

辛辣温热食物常导致痤疮复发。这类食物如酒、浓茶、咖啡、辣椒、大蒜、韭菜、狗肉、雀肉、虾等均不宜食用。此外，甘温食品如羊肉、鸡肉、南瓜、龙眼、栗子、鲤鱼、鲢鱼等也应少吃。

🧁 2.3.4 青春痘保健食谱

绿豆薏苡仁汤

原料：绿豆、薏苡仁各 25 克、山楂 10 克。

做法：三种原料洗净，加清水 500 克，泡 30 分钟后煮开，沸几分钟后即停火，不要揭盖，焖 15 分钟即可，当茶饮。

功效：治疗痤疮，适用于油性皮肤患者。

果菜绿豆饮

原料：小白菜、芹菜、苦瓜、柿子椒、柠檬、苹果、绿豆各适量。

做法：先将绿豆煮 30 分钟，滤其汁；将小白菜、芹菜、苦瓜、柿子椒、苹果分别洗净切段或切块，搅汁，调入绿豆汁，滴入柠檬汁，加蜂蜜调味饮用。

功效：清热解毒、杀菌，可用于痤疮的辅助治疗。

海带绿豆汤

原料：海带、绿豆各 15 克、甜杏仁 9 克、玫瑰花 6 克，红糖适量。

做法：将玫瑰花用布包好，与各药同煮后，去玫瑰花，加红糖食用。

功效：治疗痤疮，适用于油性皮肤患者。

薏苡仁海带双仁粥

原料：薏苡仁、枸杞子、桃仁各 15 克，海带、甜杏仁各 10 克、绿豆 20 克、粳米 80 克。

做法：将桃仁、甜杏仁用纱布包扎好，水煎取汁，加入薏苡仁、海带末、枸杞子、粳米一同煮粥。

功效：清热解毒、活血化瘀、养阴润肤，可用于痤疮的辅助治疗。

海藻薏苡仁粥

原料：海藻、昆布、甜杏仁各 9 克，薏苡仁 30 克。

做法：将海藻、昆布、甜杏仁加水适量煎煮，弃渣取汁，再与薏苡仁煮粥食用。

功效：活血化瘀、软坚解毒，可用于痤疮的辅助治疗。。

白梨芹菜汁

原料：白梨 150 克，芹菜 100 克，西红柿 1 个，柠檬半个。

做法：原料洗净后一同放入果汁机中搅拌成汁。

功效：清热养阴，可用于痤疮的辅助治疗。

萝卜芹菜汁

原料：红萝卜（中等大小）1 个，芹菜 150 克，洋葱 1 个。

做法：原料洗净后放入搅汁机中搅汁，饮用。

功效：清热解毒，可用于痤疮的辅助治疗。

枇杷叶膏

原料：鲜枇杷叶（洗净去毛）1 000 克。

做法：将鲜枇杷叶加水 8 000 毫升，煎煮 3 小时后过滤去渣，再浓缩成膏，兑入蜂蜜适量混匀，储存备用。

功效：清泻肺热，化痰止咳，适用于痤疮、酒糟鼻等。服用期间忌食辛辣刺激性食物及酒类。

山楂桃仁粥

原料：山楂、桃仁各 9 克，荷叶半张，粳米 60 克。

做法：先将前三味煮汤，去渣后加入粳米煮成粥。

功效：软坚散结，适用于痰淤凝结者所致的痤疮。

防痤果菜汁

原料：苦瓜、黄瓜、芹菜、梨、橙、菠萝各适量。

做法：将苦瓜去籽，菠萝去皮，切块；将黄瓜、芹菜、梨、橙、苦瓜、菠萝同搅汁，调入蜂蜜饮服。

功效：清热解毒，可用于痤疮的辅助治疗。

[思考与练习]

1. 青春痘患者的饮食原则有哪些？

2. 选择两道青春痘保健食谱进行实际操作。

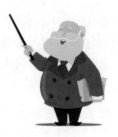

项目 3

中老年常见病食疗与保健

项目综述

◇ 任务 1　中老年饮食基本原则
◇ 任务 2　骨质疏松症食疗与保健
◇ 任务 3　中风食疗与保健

学习目标

◇ 掌握中老年饮食的基本原则，同时了解中老年常见病的食疗与保健方法。

学习重点

◇ 中老年饮食的基本原则。

学习难点

◇ 中老年常见病的食疗与保健方法。

建议课时

◇ 6 课时。

任务 1　中老年饮食基本原则

🧁 3.1.1　中老年饮食基本原则

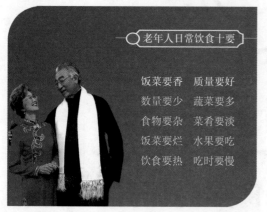

老年人日常饮食十要

饭菜要香　质量要好
数量要少　蔬菜要多
食物要杂　菜肴要淡
饭菜要烂　水果要吃
饮食要热　吃时要慢

老年人的饮食和营养摄取需要特别照顾。根据老年人生理特点及各项营养需求，营养专家归纳出以下 10 项适用于老年人的饮食原则，可作为安排老年人饮食的参考，让老年人在享受美食的同时吃出健康。

1）少量多餐，以点心补充营养

老年人由于咀嚼及吞咽能力都比较差，往往一餐吃不了多少东西，而且进食时间又拖得很长。为了让老年人每天都能摄取足够的热量及营养，不妨让老年人一天分 5～6 餐进食，在 3 次正餐之间另外准备一些简便的点心，如低脂牛奶泡饼干（或营养麦片）、低脂牛奶燕麦片，或是豆浆加鸡蛋，也可将切成小块的水果或水果泥拌酸奶食用。

2）以豆制品取代部分动物蛋白质

老年人必须限制肉类的摄取量，一部分蛋白质来源应以豆类及豆制品（如豆腐、豆浆）取代。老年人的饮食内容里，每餐正餐至少要包含 170 克质量好的蛋白质（如瘦肉、鱼肉、蛋、豆腐等），素食者要由豆类及各种坚果类（花生、核桃、杏仁、腰果等）食物中获取优质蛋白质。

3）主食加入蔬菜一起烹调

为方便老年人咀嚼，尽量挑选质地比较软的蔬菜，如西红柿、丝瓜、冬瓜、南瓜、茄子及绿叶菜的嫩叶等，切成小丁块或是刨成细丝后再烹调。如老年人平常以稀饭或汤面作为主食，每次可加入 1～2 种蔬菜一起煮，以确保他们每天至少吃到 500 克蔬菜。

4）每天吃 350 克水果

水果是常被老年人忽略的食物。一些质地软的水果如香蕉、西瓜、水蜜桃、木瓜、芒果、猕猴桃等都很适合老年人食用。可把水果切成薄片或是以汤匙刮成水果泥食用。如果要打成果汁，必须注意控制分量，可以加些水稀释。

5）补充维生素 B

维生素 B 与老人易罹患的心血管疾病、肾脏病、白内障、脑部功能退化（认知、记忆力）及精神健康等都有相当密切的关联。无论生病、服药或是手术后，都会造成维生素 B 大量流失，因此对于患病的老年人来说，需要特别注意补充维生素 B。没有精加工的谷类及坚果中都含有丰富的维生素 B，所以在为老年人准备三餐时，不妨加一些糙米、胚芽等和白米一起煮成稀饭，或将少量坚果放进搅拌机里打碎成粉，加到燕麦里一起煮成燕麦粥。

6）限制油脂摄取量

老年人摄取油脂要以植物油为主，避免肥肉、动物油脂（猪油、牛油），而且也要少用油炸方式烹调食物。另外，甜点糕饼类的油脂含量也很高，老年人应尽量少吃这一类的高脂肪零食。最好食用不饱和脂肪（如玉米油、葵花籽油、橄榄油、花生油等），这样能均衡摄取各种脂肪酸。

老人膳食十二点

数量少一点
质量精一点
蔬菜多一点
饭菜淡一点
品种杂一点
饭菜香一点
蔬菜烂一点
饮食热一点
粥汤稀一点
吃得慢一点
早餐好一点
晚餐早一点

7）少加食盐、味精、酱油，善用其他调味方法

味觉不敏感的老年人吃东西时，常觉得索然无味，食物一端上来就猛加食盐，很容易食入过量的钠，埋下高血压的隐患。可以多利用一些具有浓烈味道的蔬菜，如香菜、香菇、洋葱，用来炒蛋或煮汤、煮粥。利用白醋、水果醋、柠檬汁、橙汁或是菠萝等各种果酸味，也可变化食物的味道。用一些中药材，尤其气味浓厚的当归、肉桂、五香、八角或香甜的枸杞、红枣等，取代食盐或酱油，丰富味道有助于激发老年人的食欲。

8）少吃辛辣食物

虽然辛辣香料能引起食欲，但是老年人食用过多则容易造成体内水、电解质不平衡，出现口干舌燥、性急、失眠等症状，所以少吃为宜。

9）白天多补充水分

因担心尿失禁或夜间频繁跑厕所，不少老年人整天不爱喝水。其实应鼓励老人白天多饮白开水，也可泡一些花草茶（尽量不放糖）变换口味，但要少喝含糖饮料。而晚餐之后应减少水分摄取，这样就可避免夜间多次上厕所影响睡眠。

10）每天服用一颗复合维生素补剂

老年人个体差异很大，加上长期服药，所以不同老人需要额外补充的营养素也大不相同。让老年人每天服用一颗复合维生素补剂，是最基本且安全的强化营养方法，可补充老年人特需的维生素 B、维生素 C 及维生素 E，维持骨质的钙、增强免疫力的锌等。不要擅自服用高剂量的单一补充剂，尤其是脂溶性的维生素 A、D、E 等，食用过多会累积在体内甚至引发毒性。

🧁 3.1.2 延缓衰老的饮食原则

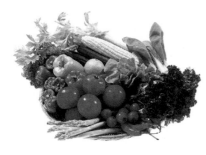

1）每隔四五个小时，吃些颜色鲜艳的蔬果

随着年龄的增长，皮肤中含有的抗氧化蛋白质越来越少，饮食中多食鲜果蔬菜能减少皱纹。鲜果中含有很多种抗氧化的营养物质，如番茄、柑橘、红辣椒中的维生素 C，坚果中富含的维生素 E，浆果富含的多酚，土豆、菜叶中富含的类胡萝卜素。

2）多补充水分

随着年龄增长，人就越不容易觉得口渴，于是人越有可能缺水。其中最严重的就是引起皮肤失去弹性，增加皱纹。如果不喜欢饮用白开水，可用绿茶，低脂牛奶，或偶尔用咖啡代替。水果和蔬菜中也含有很多水分。多喝蔬菜汤，更能补充营养。早餐时可多补充水分，因为经过一晚皮肤最易缺水，这时喝杯酸奶或果汁更能充分吸收。

3）多补充蛋白质，最好能达到提供每天所需能量的 1/3

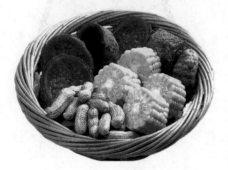

30 岁以后，皮肤开始萎缩，每 10 年就会减少 3% ~ 8%。多补充动物蛋白能减缓这个过程。蛋白质还能抗疲劳，保持血糖浓度，促进细胞修复和增长。每天要多吃瘦肉、禽肉、海产品、豆类、低脂奶制品补充蛋白质。

4）多吃糙米

不要只食精米，平时要多辅以杂粮，像燕麦、黑米、粟米、干小麦等，这些谷类不仅能变换口味而且还能提供丰富的维生素和抗衰老的营养物质。

🧁 3.1.3 有助于延缓衰老的食物

豆腐：除瘦肉和鱼虾类食物外，豆腐也是良好的蛋白质来源。同时豆类食品还含有一种被称为"异黄酮"的化学物质，是一种有效的抗氧化剂。"氧化"意味着"衰老"。对职业女性而言，选择豆类制品有助于增强体内的抗衰老能力。

高丽菜：高丽菜是十字花科的蔬菜，其维生素 C 含量很丰富，同时富含纤维，促进肠胃蠕动，能让消化系统保持年轻活力，并且帮助身体排毒。

新鲜果蔬：新鲜果蔬中含有丰富的胡萝卜素、维生素 C 和维生素 E。胡萝卜素是抗衰老的最佳元素，能保持人体组织或器官的健康，皮肤常生痤疮的女性应注意新鲜果蔬的摄入。而维生素 C 和维生素 E 则可延缓细胞因氧化所产生的老化，让青春容颜常驻。此外，这些富含膳食纤维的新鲜果蔬还能促进中老年人肠道健康，帮助排出体内毒素。

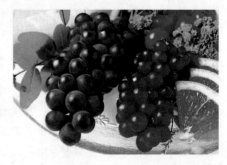

西兰花：西兰花属十字花科蔬菜，富含抗氧化物维生素 C 及胡萝卜素。十字花科的蔬菜已被证实是最好的抗衰老和抗癌食物。对中老年女性而言，它还有保护皮肤的美容功效。

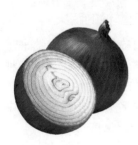

洋葱：洋葱有助于降低体内胆固醇。目前，越来越多的职业女性出现血脂增高的现象，而且高脂血症的发病率也有逐年增高和呈年轻化趋势。适当摄入降脂食物是防治中老年人高脂血症的有效方法。

冬瓜：冬瓜富含丰富的维生素 C，对肌肤的胶原蛋白和弹力纤维都能起到良好的滋润效果。经常食用，可有效抵抗初期皱纹的生成，令肌肤柔嫩光滑。

大蒜：别因害怕大蒜的味道而远离大蒜，它不但具有抗氧化的功效，还有促进血液循环、加速新陈代谢的功能，它所含有的硫化物具有抗氧化还原作用，不但能有效降低体内胆固醇，还可预防高血压及心血管疾病。

草莓：草莓不但汁水充足，味道鲜美，还对人体健康有极大益处。草莓可改善肤质，减轻腹泻，缓解肝脏及尿道疾病。同时，草莓还可以巩固齿龈，清新口气，滋润喉部。

番茄：番茄中含有丰富的茄红素，而茄红素的抗氧化能力是维生素 C 的 20 倍，可以说对抗氧化具有超强战斗力。番茄类别有好几种，最好选小番茄，其维生素 C 含量更高，抗氧化效果更佳。另外，番茄最好熟吃。虽经烹调或加工后的番茄所含的维生素 C 会遭到破坏，但其茄红素的含量可增加数倍。

蓝莓：莓类水果富含 β 胡萝卜素以及维生素 C，另外其所含有的钾及水溶性纤维，还能降低血胆固醇浓度及减少患高血压的几率。

葡萄：葡萄富含维生素 C 和维生素 E，而作为水果的葡萄或饮料的葡萄汁因其少了发酵过程，其抗氧化效果一般。而用葡萄酿成的红酒因发酵后其抗氧化能力得以提高。因此，在吃葡萄的同时，再适量饮用些红酒，可增强抗氧化的效果。

酸奶：酸奶不仅有助于消化，还能有效地防止肠道感染，提高人体的免疫功能。与普通牛奶相比，酸奶脂肪含量低，钙质含量高，还富含维生素 B2，这些元素都对人体大有裨益。

蜂蜜：蜂蜜含有丰富的抗氧化且能保护细胞的物质，这种物质对净化血液大有好处，还能预防心脑血管系统的疾病。

燕麦：燕麦富含蛋白质、钙、核黄素、硫胺素等成分。每日摄取适量燕麦能加速人体新陈代谢，加速氨基酸的合成，促进细胞更新，每天喝一碗燕麦粥能使容光焕发。

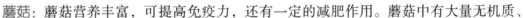

蘑菇：蘑菇营养丰富，可提高免疫力，还有一定的减肥作用。蘑菇中有大量无机质、维生素、蛋白质等丰富的营养成分，但热量很低，常吃也不会发胖，且蘑菇所含的植物纤维素，可防止便秘，降低血液中的胆固醇。蘑菇中的维生素 C 比一般水果要高很多，可促进人体新陈代谢。

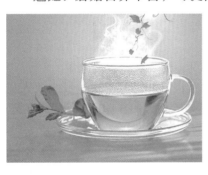

核桃：核桃中的蛋白质含有对人体极为重要的赖氨酸，对大脑很有益。

绿茶：抗氧化效果较强的绿茶同时还具有去油解腻、清新口气的功能，坚持饮用既抗老化，又有助于减肥。

🧁 3.1.4　中老年健康食谱

香菇冬瓜

主料：香菇 100 克，冬瓜 200 克，虾米、食盐、葱、姜、香油各适量。

做法：新鲜香菇洗净去除底部的根，切块。冬瓜去皮，洗净切片。虾米用凉水泡一下待用。锅中入油煸香姜丝，放香菇和冬瓜煸炒，倒入半碗水煮开。大火烧冬瓜和香菇四五分钟后微烂，倒入虾米混炒，加入食盐，淋上香油，撒上葱花即可。

功效：中老年人及高血压、冠心病、肝炎、糖尿病、肾炎、肥胖症、脑血管病病人宜食。阳虚、久病滑泄者不宜食用。

木耳炒黄花菜

原料：木耳 20 克，黄花菜 80 克，食盐、味精、葱花、花生油、湿淀粉、素鲜汤各适量。

做法：将木耳放入温水中泡发，去杂洗净，撕成小片；黄花菜用冷水泡发，去杂洗净，挤去水分，切成小段。锅中放花生油烧热，放入葱花煸香，放入黄花菜段、木耳煸炒，加入素鲜汤、食盐、味精煸炒至木耳、黄花菜熟而入味，用湿淀粉勾芡出锅即成。

功效：黄花菜又名金针菜。《本草图说》载黄花菜能"安五脏，补心志，明目"。可明目，治火爆眼、红眼病等症，可延迟中老年人老花眼的出现。

红枣桃仁粥

原料：红枣 100 克，核桃仁 50 克，粳米 50 克，冰糖 100 克。

做法：将红枣、粳米分别用清水漂泡，清洗干净，放无油渍锅中，加入核桃仁、500 克水，旺火烧开后，用小火煮约 1 小时，至成粥放入冰糖溶化后即可。

功效：红枣为益气养血及养生的佳品。日常食之可补气血、益五脏、悦颜色、抗衰老，并可预防输血反应。红枣与核桃仁、粳米同煮成粥，为延年益寿首选粥品之一。

海带炖豆腐

原料：海带、豆腐各 100 克。虾米、葱、姜、蒜、料酒、生抽、胡椒粉、食盐、糖、鸡精等各适量。

做法：海带用温水泡软涨开后，洗净切菱形片。豆腐切成小方丁，并入沸水中焯一下，捞起沥净水分。炒锅置旺火上，倒入花生油烧热，入葱、姜末煸香，色变黄时，随即下清汤，烧开，改小火，放入海带，然后下豆腐、虾米，盖上锅盖，炖半小时，开盖放入食盐，调味即成。

功效：此菜富含多种氨基酸和无机盐，脂肪低，是中老年糖尿病、冠心病、动脉硬化病人的理想食品。

西芹茄子瘦肉汤

原料：西芹 150 克、茄子 225 克、红枣 4 颗、瘦肉 150 克、姜 2 片、食盐适量。

做法：西芹洗净切段。茄子洗净切块，红枣去核洗净，瘦肉洗净切片。把适量水放入瓦煲内煲滚，下西芹、茄子、红枣、瘦肉片、姜片，煲至水开，改中火煮沸约 1 小时，调味即成。

功效：预防高血压。

芦笋丝瓜肉片汤

原料：鲜芦笋 150 克，丝瓜 375 克，胡萝卜 50 克，瘦肉 150 克，姜 2 片。

做法：鲜芦笋削去硬节皮，洗净后斜切成小段；胡萝卜去皮，洗净切块；丝瓜削去外皮，洗净切块；瘦肉洗净切片。煲至水开时下鲜芦笋、丝瓜、胡萝卜块、瘦肉片、姜片。然后改中火滚熟，调味即成。

功效：有通经络、行血脉的功效，用于预防心脑血管疾病。

五福汤

用料：桂圆、红枣、白果、百合、干莲子各 50 克，冰糖 50 克，清水 500 克。

做法：桂圆、红枣先用水洗净，红枣浸水 1 ~ 2 小时，干莲子浸水 2 ~ 3 小时，白果去壳洗净，新鲜百合洗净去膜（如用干百合要浸水 1 夜再取用）。将所用材料加清水和冰糖，先用大火煮开再用小火炖约 1 小时即可食用。

功效：补血安神，养阴润肺，可用于中老年失眠、干咳患者。

油菜炒香菇

原料：油菜（青菜）500 克，香菇 10 朵，高汤半碗，水淀粉、食盐、糖、味精各适量。

做法：青菜洗净切段，香菇浸软去蒂一切为二。炒锅入油先放入香菇炒香，再放入青菜、食盐、糖、味精，加入高汤加盖焖 2 分钟，淀粉勾芡装盘。

功效：降脂通便，抗衰补血，可用于中老年便秘、高脂血症、气血不足等患者的辅助治疗。

山药红枣羹

原料：山药 2 根，红枣、冰糖各适量。

做法：将山药洗净晾干，然后去皮，切成小块。将红枣洗净，装碗备用。将山药、冰糖一起倒进锅中，放入水，煮 30 分钟，山药煮至将熟时把红枣放到锅内再煮 10 ~ 15 分钟即可。

功效：山药具有健脾、补肺、固肾、益精等多种功效。红枣具有抗氧化、延缓衰老、提高免疫力、抗癌、抗疲劳等多种功能。可用于中老年体虚患者的辅助治疗，阴虚火旺及湿热患者忌食。

冬瓜玉米汤

原料：胡萝卜 375 克、冬瓜 600 克、玉米 2 个、冬菇（浸软）5 朵、瘦肉 150 克、姜 2 片、食盐适量。

做法：胡萝卜去皮洗净切块，冬瓜洗净切厚块，玉米洗净切块，冬菇浸软后去蒂洗净，瘦肉洗净汆烫后再洗净。煲滚适量水，下胡萝卜、冬瓜、玉米、冬菇、瘦肉、姜片，煲滚后以慢火煲 2 小时，调味即成。

功效：利尿、降胆固醇、降血压，可用于中老年高血压、高脂血症患者的辅助治疗。

清炒空心菜

原料：空心菜 700 克，葱、蒜末各 15 克，食盐 5 克，味精 2 克，芝麻油 5 克，花生油 25 克。

做法：将空心菜择洗干净，沥干水分。炒锅置旺火上，加花生油烧至七成热时，煸葱、蒜、下空心菜炒至刚断生，加食盐、味精翻炒，淋芝麻油，装盘即成。

功效：清热利尿、凉血，可用于便秘、痔疮、水肿、糖尿病等患者的辅助治疗。

冰糖桂花红枣炖梨

原料：梨 4 个，红枣（干）10 颗，桂花（干）1 朵，冰糖适量。

做法：将梨清洗干净（不削梨皮），红枣去核，干桂花冲洗干净。将以上原料放入锅内加水适量，炖熟为止。

功效：养颜补血，可用于气血不足的中老年患者食用。

菊花胡萝卜汤

原料：菊花 6 克，胡萝卜 100 克，葱花 5 克，食盐适量，味精 2 克，清汤适量，香油 5 克。

做法：胡萝卜洗净切片，放入盘中待用。锅上火，注入清汤，放入菊花、食盐、胡萝卜后煮熟，淋上香油，撒入味精，出锅后盛入汤盆即可。

功效：菊花性凉、味苦，入肺、肝、肾经，有清热解毒、凉血的作用，胡萝卜味甘、性平、入脾、胃、肺经。胡萝卜含有大量 β-胡萝卜素，可滋肝、养血、明目。β-胡萝卜素是强力抗氧化剂，可防止细胞遭受破坏引起癌变，预防早衰及白内障。菊花胡萝卜汤清淡、微甜、略带清香，含维生素 A 丰富，还可滋肝、养血、明目，常食可防止眼目昏花。

花菇炖竹笋

原料：白菜心 200 克，火腿丁 60 克，花菇 10 粒，竹笋 80 克，食盐适量。

做法：将竹笋、花菇泡水后洗净，将白菜心洗净。将所有材料放入炖盅内，加入热水、绍兴酒、少量食盐，再放入蒸笼或蒸锅中炖 1.5 小时，起锅前加入食盐调味即可。

功效：健脾、降血压、增强抵抗力，可用于中老年人慢性病调理。

牛乳粥

原料：粳米 100 克，新鲜牛奶 200 克。

做法：先将粳米洗干净，放入砂锅，加水适量煮粥。待粥将熟时，加入牛奶煮至粥熟即可。

功效：补虚损，润五脏，益老人。适用于中老年人体质虚弱，气血亏损，病后虚羸调理。

什锦鲜蔬

原料：香菇 50 克、金针菇 50 克、榛蘑 50 克、西芹 100 克、胡萝卜 50 克，蚝油 1 汤匙，淀粉少许，葱段 1 根。

做法：西芹、胡萝卜洗净切丝，香菇、金针菇、榛蘑洗净备用。锅中加水烧热，放入以上原料焯一下，捞出后放冷水中浸泡备用。油烧热后放葱段炝锅，再倒入蚝油和原料中火细炒，如干锅可放少许水，再放入淀粉勾芡炒匀即可。

功效：新鲜蔬菜有很好的抗癌、增加肠胃蠕动作用，能协助消化，排出毒素。菌类食物热量低，所含氨基酸、维生素、矿物质都十分丰富，常食可以增强免疫力。

[思考与练习]

1. 中老年的饮食原则有哪些？
2. 可以延缓衰老的食物有哪些？
3. 请根据中老年人的营养需求设计一日三餐食谱。

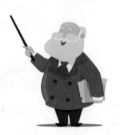

 任务 2　骨质疏松症食疗与保健

3.2.1　骨质疏松症简介

根据世界卫生组织（WHO）标准，美国国家健康和营养调查（NHANES Ⅲ ,1988—1994 年）结果表明，骨质疏松症严重影响老年人生活质量，50 岁以上人群中，1/2 的女性、1/5 的男性在一生中都会出现骨质疏松性骨折，一旦患者经历了第一次骨质疏松性骨折，继发性骨折的危险明显加大。我国老年人骨质疏松症患者达 9 000 万，占总人口的 7.1%。随着社会老龄化的加剧，骨质疏松症发病率呈上升趋势，预计到 2050 年将增加到 2.21 亿，那时全世界 1/2 以上骨质疏松性骨折将发生在亚洲，绝大部分在我国。每年的 10 月 20 日为"国际骨质疏松日"。

🧁 3.2.2 骨质疏松症病因

导致骨质疏松症的原因很多，钙缺乏是被大家公认的因素。降钙素以及维生素 D 的不足也很重要。随着医学发展，人们对骨质疏松症的深入研究，证实人体的正常环境是弱碱性，即体液的 pH 值维持在 7.35 ~ 7.45。而因饮食、生活习惯、周围环境、情绪等因素影响，人的体液很多时候都会趋于酸性，尤其是在人体摄入大量高蛋白、高糖分等时，为了维持体液酸碱平衡，身体就会动用体内的碱性物质来中和这些酸性物质。而体内含量最多的碱性物质就是钙质，其大量存在于骨骼中。在大量进食酸性食物时，身体就会自然地消耗骨骼中的钙质来中和，以维持酸碱平衡。可见，酸性体质是钙质流失、骨质疏松的重要原因。而通过改善酸性体质，预防骨质疏松就显得尤为重要。食用碱性食品可防止体液酸化，而保持人体弱碱性环境则可预防治骨质疏松，是防止钙流失的最有效方法！

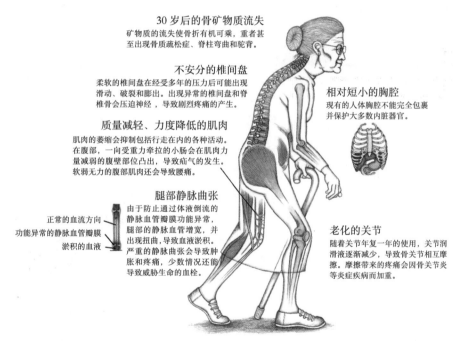

30 岁后的骨矿物质流失
矿物质的流失使骨折有机可乘，重者甚至出现骨质疏松症、脊柱弯曲和驼背。

不安分的椎间盘
柔软的椎间盘在经受多年的压力后可能出现滑动、破裂和膨出。出现异常的椎间盘和脊椎骨会压迫神经，导致剧烈疼痛的产生。

质量减轻、力度降低的肌肉
肌肉的萎缩会抑制包括行走在内的各种活动。在腹部，一向受重力牵拉的小肠会在肌肉力量减弱的腹壁部位凸出，导致疝气的发生。软弱无力的腹部肌肉还会导致腰痛。

相对短小的胸腔
现有的人体胸腔不能完全包裹并保护大多数内脏器官。

腿部静脉曲张
由于防止通过体液倒流的静脉血管瓣膜功能异常，腿部的静脉血管增宽，并出现扭曲，导致血液淤积。严重的静脉曲张会导致肿胀和疼痛，少数情况还能导致威胁生命的血栓。

正常的血流方向
功能异常的静脉血管瓣膜
淤积的血液

老化的关节
随着关节年复一年的使用，关节润滑液逐渐减少，导致骨关节相互摩擦。摩擦带来的疼痛会因骨关节炎等炎症疾病而加重。

🧁 3.2.3 骨质疏松症饮食原则

1）平衡膳食，保证合理营养

合理营养是健康的物质基础，而平衡膳食又是合理营养的根本途径与保证。怎样才能做到平衡膳食呢？可根据《中国居民平衡膳食宝塔》的建议及要求，通过以下简单易记的"六个一"来获得平衡膳食，即每天一杯奶；一个鸡蛋；500 克左右的主食（包括谷类、薯类及杂豆）；500 克左右的蔬菜和水果；100 克左右的肉类（包括畜禽肉类及鱼虾类）；50 克左右的大豆及坚果。尽可能做到食物多样化以满足人体对各种营养素的需求，达到合理营养，促进健康。

2）抵制不良嗜好，预防骨质疏松

食盐过多：食物中加入过量盐，不仅会增加心血管病的风险，还会导致骨质疏松。人体需要排掉的钠越多，钙的消耗也就越大，最终则会影响到骨骼健全所必需的钙质。

蛋白质摄入多：高动物蛋白质饮食很容易引起钙缺乏症。主要因为含硫的动物性蛋白进入人体后，会使血液呈酸性反应，逼迫身体从骨质中提取钙质来维持酸碱平衡；其次，食物中的钙经过消化变成游离钙才能被小肠吸收，而红肉（猪肉、羊肉、牛肉等）中含有大量的磷酸根，会在消化道中与钙结合，从而减少人体对钙的吸收；另外，红肉中饱和脂肪酸含量非常高，会在胃肠道内与钙结合，形成不溶性脂肪，使钙的吸收率降低。

咖啡与茶：过量摄取咖啡和茶可导致骨质疏松症，因为咖啡和茶都有利尿作用，使钙的排泄明显增加，其中髋部骨折发病率也增加。另外，含磷的可乐饮料也属此类，应尽量避免过量摄取。

饮酒：有研究发现，男性过量饮酒可明显地引起骨质疏松症。这可能是乙醇抑制骨形成，同时过量乙醇抑制了肠道对蛋白的摄入，使雄性激素的分泌减少，而男性雄性激素水平低下也可引起骨质疏松。

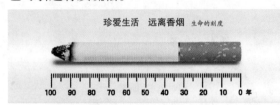

吸烟：吸烟可引起骨质疏松症。吸烟主要影响骨骼外层也就是皮质骨的密度，其中受影响最大的就是髋骨，吸烟者髋骨密度普遍比不吸烟者低5%以上。需要强调的是，女性吸二手烟同样易患骨质疏松症。

过量食用巧克力：因巧克力含有草酸酯和糖，草酸酯会减少钙的吸纳量，糖则与钙的代谢有关，而钙对维持健康的骨质起到重要作用。

3）在平衡膳食的基础上，注意钙的补充

膳食钙是安全有效的"投资"来源。钙构成骨骼的主要成分，骨骼的硬度取决于其骨含量，骨质含量越高骨骼越坚固。长期低钙饮食是骨质疏松症发生的重要因素。因此可以通过饮食补钙，但要注意饮食中钙、磷的比例，以钙与磷比例1∶1.5较为适宜。其次，应注意避免食物成分的相互作用和影响，如植物中的植酸盐和草酸盐会与钙结合形成不溶性植酸钙和草酸钙，从而降低钙的生物利用度。当膳食中的钙含量不能满足人体需要时，适当补充钙剂则是适宜的。

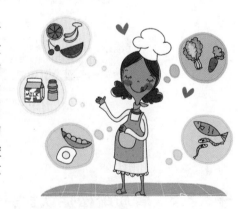

4）适当补充维生素 A、维生素 D、维生素 K、维生素 C 等

维生素 D 是维持人体骨骼的"阳光基金"，其可促进小肠钙的吸收和骨质钙化。人体皮肤在紫外线作用下可合成维生素 D，所以多晒太阳可以增加体内维生素 D 的合成。维生素 A 和维生素 C 参与骨质中胶原蛋白多糖的合成，也利于骨钙化。奶类、蛋类、鱼卵和动物肝脏富含维生素 A，新鲜的蔬菜和水果富含维生素 C；深色的蔬菜水果和薯类富含胡萝卜素，可

以在人体内转化成维生素 A。因此，适当补充多种维生素和矿物质以达到均衡营养，有助于防止骨质疏松症。钙剂与维生素 D 的适量补充作为预防骨质疏松症的基础措施，已为国际所公认。有研究显示，补钙可显著提高全身骨密度，使椎骨骨折发生风险呈降低趋势，但目前我国居民每日钙摄入量却严重不足。

5）保持良好心情，避免过大心理压力

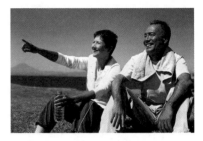

压力过重会导致酸性物质沉积，影响新陈代谢。适当调节心情和自身压力可以保持弱碱性体质，从而预防骨质疏松的发生。

3.2.4 预防骨质疏松的食物

洋葱：洋葱含有一种叫谷胺酰多肽的成分，其在制止矿物质流失方面效果最为明显。每天加食 400 克左右的洋葱则有助于防治骨质疏松症。

李子干：李子干在抑制骨的再吸收或骨裂等方面的能力，往往会随着年龄的增长而超过新骨的增长速度，每天可食用 2 ~ 3 颗李子干，渐渐可增加到每天 6 ~ 10 颗。

海带：每 10 克干海带中含钙量高达 625 毫克，是一杯牛奶的两倍。但海带中的钙吸收率较低，并不如牛奶。不过，经常吃海带既有助于预防骨质疏松，又可防范甲状腺功能低下。

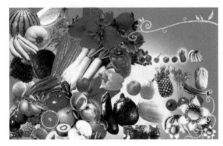

大豆及豆制品：大豆和豆制品的钙含量较高，一般为每 100 克达 100 ~ 400 毫克钙，另外，大豆中含有大豆异黄酮，绝经期妇女经常食用豆类或豆制品，可起到类雌激素的作用，能够促进骨基质的产生，对预防妇女绝经后骨质疏松症益处较大。

绿叶蔬菜：小白菜、油菜、芹菜、小茴香、洋葱、香菜等多种绿叶蔬菜含有一定数量的钙，最高者每 100 克含钙量可达 150 毫克。尽管绿叶蔬菜中钙较少被肠道吸收，但由于绿叶蔬菜几乎是餐桌上人人的必备品，故每天食用 400 ~ 500 克绿叶蔬菜，仍可从中获得必要的钙补充。

新鲜水果：除部分坚果如杏仁、松子中含有少量钙之外，新鲜水果中则极少含钙，但新鲜水果中含有丰富的维生素，特别是维生素 C 可以促进钙的溶解与吸收，有利于钙的利用，因此，日常生活中注意多吃食新鲜水果，每日坚持，对身体会有好处。

预防骨质疏松症非常重要，迄今为止尚无有效、安全的方法使已疏松的骨组织恢复正常，但可通过预防减少绝经后和伴随老龄的骨量丢失。

3.2.5 骨质疏松症保健食谱

芝麻核桃粉

原料：黑芝麻、核桃仁各 250 克，白砂糖 50 克。

做法：先将黑芝麻、核桃仁炒熟，同研为细末，加入白糖，拌匀后装瓶备用。每日 2 次，每次 25 克，温开水冲服。

功效：对各型骨质疏松症均有效。

虾皮豆腐汤

原料：虾皮 50 克，嫩豆腐 200 克。

做法：虾皮洗净后泡发，嫩豆腐切成小方块，加葱花、姜末及料酒，油锅内煸香后加水烧汤即成。

功效：虾皮每 100 克钙含量高达 991 毫克，豆腐含钙量也较高，常食此汤对缺钙的骨质疏松症有效。

茄虾饼

原料：茄子 250 克，虾皮 50 克，面粉 500 克，鸡蛋 2 个，黄酒、生姜、酱油、麻油、食盐、白糖、味精各适量。

做法：茄子切丝用盐渍 15 分钟后挤去水分，加入酒浸泡的虾皮，并加姜丝、酱油、白糖、麻油和味精，拌和成馅。面粉加蛋液，水调成面浆。植物油六成热时舀入一勺面浆，转锅摊成饼，中间放馅，再盖上半勺面浆，两面煎黄。

功效：活血止痛，解毒，能补钙，可经常食用。

红糖芝麻糊

原料：红糖 25 克，黑芝麻各 25 克，藕粉 100 克。

做法：先将黑白芝麻炒熟后，再加藕粉，用沸水冲匀后再放入红糖搅匀即可食用。

功效：每日 1 次冲饮，适用于中老年缺钙者。

桃酥豆泥

原料：扁豆 150 克，白芝麻、黑芝麻 25 克，核桃仁 5 克，白糖适量。

做法：扁豆入沸水煮 30 分钟后去外皮，再将豆仁蒸烂熟，取水捣成泥。炒香芝麻研末待用。油热后将扁豆泥翻炒至水分将尽，放入白糖炒匀，再放入芝麻、白糖、核桃仁炒匀即可。

功效：可经常食用，健脾胃，润五脏，可作为中老年骨质疏松症的保健食品。

核桃牛奶饮

原料：核桃仁 20 克，牛奶 250 毫升，蜂蜜 20 克。

做法：核桃仁洗净，晒干或烘干，研为粗末备用。牛奶放入砂锅，用小火煮沸，调入核桃仁粉拌匀，再煮至沸，停火，加入蜂蜜，搅拌均匀即成。随早餐服食。

功效：对肾阳虚型骨质疏松症尤为适宜。

海带菠菜汤

原料：海带 50 克，菠菜 200 克，黄豆 30 克，食盐、味精、麻油各适量。

做法：海带洗净切丝，加水 300 毫升，煮 15 分钟，下泡发好的黄豆煮沸，再将洗净的菠菜切段放锅内，同煮 10 分钟，加入食盐、味精，淋入麻油。分 1 ~ 2 次趁热食菜喝汤。

功效：适用于骨质疏松症及高血压、高血脂等症。

黄芪虾皮汤

原料：黄芪 20 克，虾皮 50 克。

做法：先将黄芪切片，入锅，加水适量，煎煮 40 分钟，去渣取汁，兑入洗净的虾皮，加水及葱、姜、食盐等调味品，煨炖 20 分钟即成。

功效：补益脾肾，补充钙质，有抗骨质疏松的作用。黄芪擅长益气补脾，有雌激素样作用，可有效地防止和减少绝经后妇女因缺乏雌激素而引起的骨丢失。

肉末蘑菇炒豆腐

原料：肉末 100 克，蘑菇 100 克，豆腐 250 克，葱、姜、料酒、酱油、食用油、食盐适量。

做法：将蘑菇用温水洗净，切成小片，留汤备用。将豆腐切成 1 厘米见方的方块，放入热油锅中煎至两面微黄捞出备用。向热油锅中放入葱、姜丝和肉末，煸透后加入蘑菇和煎好的豆腐，加入料酒、蘑菇汤、食盐、酱油炒匀即成。

功效：补血益气，补充钙质，适用于老年骨质疏松症的辅助治疗。

桑葚枸杞饭

原料：桑葚 30 克，枸杞子 30 克，粳米 80 克，白糖 20 克。

做法：取桑葚、枸杞子、粳米淘洗干净后放入锅中，加水适量放入白糖，文火煎煮，焖成米饭，当主食食用。

功效：桑葚、枸杞子滋补肝肾，粳米和胃。适用于肝肾不足引起的骨质疏松症。

牛奶山药燕麦粥

原料：鲜牛奶 500 毫升，燕麦片 100 克，山药 50 克，砂糖 30 克。

做法：将鲜牛奶倒入锅中，山药洗净去皮切块，与燕麦片一同入锅，小火煮，边煮边搅拌，煮至麦片、山药熟烂，加糖即可。

功效：山药健脾益肾；燕麦片含有丰富的亚麻油酸，能降血脂，防动脉硬化；牛奶补充蛋白质和钙，有强壮骨髓的作用。合为健脾益肾、强肾补钙，适用于脾肾亏虚引起的骨质疏松症。

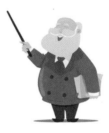

[思考与练习]

1. 防治骨质疏松症的饮食原则有哪些？
2. 防治骨质疏松症的食物有哪些？
3. 选择两道骨质疏松症保健食谱进行实际操作。

 # 任务 3 中风食疗与保健

中风，又称脑血管意外，通常分为缺血性中风和出血性中风两大类型。前者可见于脑血栓形成（又称脑梗塞）和脑栓塞，后者常见于脑溢血（又称脑出血），主要表现为蛛网膜下腔出血。由于这类脑血管病变引起的中风，绝大部分是在高血压病、高脂血症，以及冠心病的基础上诱发引起的，这些中风患者发病大多以长期慢性心脑病变为基础，有学者比较形象地称之为"一条龙"疾病，所以多数中风患者的饮食禁忌以降血压为标准。

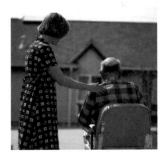

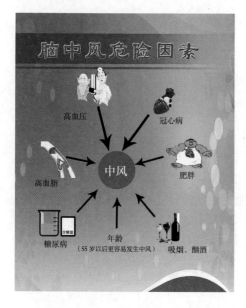

🍰 3.3.1 中风宜食食品

苹果：苹果所含的钾能与体内过剩的钠结合，使之排出体外，从而调节钾钠，使之保持平衡，有利于降低血压。可将苹果洗净后榨出苹果汁，每日3次，每次可50～100克或每日吃3次，每次250克，连续食用对中风之人有益。

山楂：山楂浸出液有使血压缓慢而持久地下降的作用。每日可用鲜山楂10个，捣碎后加冰糖适量，水煎当茶饮。

柿子：柿子是一种优良的降压止血食品。可用柿饼10个，水煎，1日2次分食。或用生柿榨汁，以米汤调服半杯，1日2～3次，适宜中风患者及伴有中风预兆者。

梨子：鲜梨适宜中风患者头晕、目眩、耳鸣、心悸者经常食用，有降压、清热、镇静作用。

香蕉：能清热、利尿、通便、降压，故适宜中风患者经常食用。可每日食用香蕉1～2个，也可用新鲜香蕉皮30～60克，洗净后煎水当茶喝。

葡萄：可经常食用成熟的新鲜葡萄或葡萄干，因葡萄含钾盐较多而含钠量较低，这对中风患者颇为适宜。

西瓜：夏天应多吃西瓜，因西瓜有利尿作用，从而起到降压效果。也适宜经常吃些西瓜籽，每日9～15克，因西瓜籽中含有一种能降血压的成分，对中风患者有益。还可选用干西瓜皮同草决明各12克，煎水当茶饮。

莲子心：莲子心1.5克，每天开水冲泡当茶饮，尤其适宜中风患者头胀、心悸、失眠者。据药理实验证实，莲子心提取的生物碱有强而持久的降压作用。

荸荠：可用荸荠60～120克，海蜇60克，一同煮水，1日分2～3次喝汤吃荸荠。也可用荸荠120克，海带、海藻各60克，煎水喝，这对中风患者尤为适宜。

花生：花生有降压和止血功效。民间流传一法，适宜中风患者常食，即用生花生米浸泡在米醋中，5日后开始食用，每天早上嚼服10粒。

大蒜：大蒜中含有蒜素，有降压作用。每天早晨空腹吃糖醋大蒜1～2粒，并喝醋汁5～10毫升，坚持食用，能使血压持久平稳地下降。

番茄：具有清热解毒、凉血平肝、降低血压等功效。番茄除含多量维生素C之外，还含

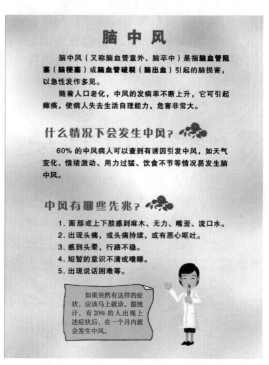

脑中风

脑中风（又称脑血管意外、脑卒中）是指脑血管阻塞（脑梗塞）或脑血管破裂（脑出血）引起的脑损害，以急性发作多见。

随着人口老化，中风的发病率不断上升，它可引起瘫痪，使病人失去生活自理能力，危害非常大。

什么情况下会发生中风？

60%的中风病人可以查到有诱因引发中风，如天气变化、情绪激动、用力过猛、饮食不节等情况易发生脑中风。

中风有哪些先兆？

1. 面部或上下肢感到麻木、无力、嘴歪、流口水。
2. 出现头痛，或头痛持续，或有恶心呕吐。
3. 感到头晕，行路不稳。
4. 短暂的意识不清或嗜睡。
5. 出现说话困难等。

如果突然有这样的症状，应该马上就诊。据统计，有20%的人出现上述症状后，在一个月内就会发生中风。

有维生素 P，对防止中风患者有一定作用。每天生食 1 ~ 2 个番茄，对防止中风患者大为有利，尤其是中风患者更加适宜。

芹菜：可用生芹菜（以旱芹为优）去根，用冷开水洗净，绞汁，加入等量蜂蜜，日服 3 次，每次 40 毫升，服时加温。对中风患者有一定效果。

茄子：茄子中含有多量维生素 P，特别是紫茄子，维生素 P 更多，它能降低毛细血管的脆性和渗透性，防止微血管破裂，适宜中风患者服食。

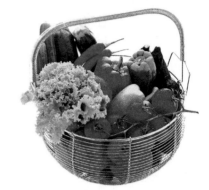

萝卜：有稳定血压、软化血管、降低血脂的作用，可用新鲜白萝卜，洗净后榨取萝卜汁，每次约 50 毫升，1 日 2 次，连饮 1 周，适宜中风患者。

茭白：可用新鲜茭白 30 ~ 60 克，同等量旱芹煎水，适宜于中风患者常饮，有降压功效。

洋葱：洋葱几乎不含脂肪，能减少外周血管阻力，对抗体内儿茶酚胺等升压物质的作用，还能保持体内钠盐的排泄，因此可使血压下降。此外，洋葱皮中所含的芦丁，能使毛细血管保持正常机能，具有强化血管的作用，对预防中风患者和脑出血有益。

菊花脑：又名菊花叶、野菊花，可用鲜嫩菊花脑的苗叶或嫩头，不拘量多少，经常煎水喝，适宜中风患者伴有头痛、头晕、目赤、心烦和口苦者食用，更适宜中风患者炎夏服食，有降血压、清头目的效果。

茼蒿：含有一种特殊的芳香气味，所含氨基酸和挥发性精油能令人头脑清醒，兼有降压作用。可用新鲜茼蒿适量，洗净后切碎，然后捣取茼蒿汁数毫升，加入适量温水服用，对中风患者头昏脑涨者尤宜。

菠菜：具有活血脉、通胃肠、开胸膈和止烦渴的作用。用新鲜菠菜 250 克，洗净，然后放入开水中烫泡约 3 分钟后取出，切碎，以麻油拌食。经常食用对中风患者伴头痛、面红、目赤者有益。

青芦笋：所含的有效成分具有降低血压、加强心肌收缩、扩张血管和利尿作用，对中风患者及动脉硬化之人尤为适宜。可将新鲜芦笋煮熟后捣烂成泥状，置冰箱内储存，每天吃几次，每次 1 汤匙，加水稀释后冷饮或热饮。亦可将芦笋配入其他素菜炒食。

黄瓜：含有较多的钾盐，有利尿和降血压作用，并能清热解暑，尤其适宜中风患者夏天服食，可切片煨汤，素烧，也可洗净后生食，但中风患者不宜多食腌制过咸的黄瓜酱菜。

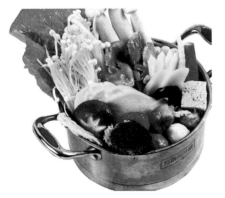

海带：海带提取物褐藻氨酸，为一种降压有效成分，经动物实验证实有降压作用。食用海带必须浸泡 24 小时以上，因为市售海带含砷量较高，往往高于国家食品卫生标准的 30 ~ 40 倍以上。砷是一种毒性很高的化学物质，经清水浸泡一昼夜后，干海带中的含砷量就可大为减少，达到国家食品卫生标准。

紫菜：有降血压、防止动脉硬化的功效。最常见的食用方法是用紫菜烧汤喝。

海藻：海藻有较明显的降血压作用。可用海藻煎水常服，或与紫菜、海带等交替食用，适宜中风患者服食。

裙带菜：常吃裙带菜可以使血液净化和血压稳定，预防中风。可将裙带菜作为腌、拌、煮和熬汤的食料。

香菇：香菇中含有一种核糖类物质，可防止动脉硬化和降低血压，故适宜中风患者经常食用。可配合其他降血压食品如芹菜、黑木耳、萝卜、番茄、芦笋等一同食用。

金针菇：是一种高钾低钠食品，适宜中风患者做汤或炒食。还宜将金针菇洗净后置沸水中烫一下，捞起后切细，加入麻油、酱油拌匀作为冷盘食用。

草菇：可将草菇洗后清炒、单烩或做汤食用，尤其适宜中风患者暑热天气时服食，草菇亦属消暑佳蔬。

米醋：民间用米醋适量，放入冰糖 500 克，浸泡溶化后，每于饭后服 1 汤匙。也有用米醋适量，每晚放入 10 粒花生于醋内浸，至第二天早晨连醋一同吃下，连吃 10 ~ 15 天为 1 疗程。

蜂蜜：蜂蜜和蜂乳对中风患者能起到良好的辅助治疗作用。可用蜂蜜 3 汤匙，兑入温开水中冲服，1 日 2 次。或每次服用蜂乳 5 毫升，早晚空腹温服 2 次，有一定降压作用。

豆浆：长期食用豆浆和豆制品，不会使血液中胆固醇增高，适宜中风患者服食。

豌豆苗：豌豆苗含有丰富的钙质，能维持心跳规律，加上其他维生素和矿物质的综合作用，对预防中风很有帮助。可用鲜嫩豌豆苗一把，洗净后捣烂，布包榨汁，每次半杯，

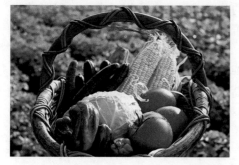

略加温后饮用，1 日 2 次。亦可用鲜嫩豌豆尖作蔬菜炒食。

绿豆：绿豆配海带各 60 克，浸泡后共入锅内加清水，用文火煮沸至绿豆熟烂，每日吃 1 次，连吃 2 月为 1 疗程。或用绿豆配黑芝麻各 500 克，共炒熟研粉，每次服 50 克，每天食用 2 次。

白菊花：每日用白菊花 50 克，金银花 50 克，或加山楂 30 克，或加桑叶 15 克，分 4 次，用沸水冲泡10 ~ 15 分钟后当茶饮，冲泡 2 次后弃掉，不宜煎熬。可用于高血压患者辅助治疗。

枸杞：枸杞子可配合白菊花一同泡茶饮用，中风患者亦可作为调养用。

木耳：无论是黑木耳还是白木耳，均适宜中风患者常食。银耳 10 克，冰糖 10 克，炖服或煨烂后食用。也可用黑木耳 6 克，清水浸泡一夜，蒸 1 小时，加冰糖适量，临睡前服，对中风患者伴有眼底出血者更为适宜。

芝麻：含有丰富的不饱和脂肪酸，可阻止动脉硬化，防止心血管疾病。芝麻、醋、蜂蜜各 30 克，鸡蛋清 1 只，混合均匀，日服 3 次，2 日服完。

橘子：性凉，味甘酸，能行气化痰。长年食用橘子的人，心脑血管疾病发病率极低，食橘对中风有防治作用。

胡萝卜：胡萝卜有降低血压的作用。中风患者饮胡萝卜汁，可使血压降低，胡萝卜含有"琥珀酸钾盐"，是降低血压的有效成分。胡萝卜汁，生饮，每次约 100 克，日服 2 ~ 3 次。

马齿苋：马齿苋中富含钾盐，这是很重要的无机盐之一，高钾饮食有降低血压和兴奋心肌的生理效应。从马齿苋中摄入的钾可直接作用于血管壁上，对血管壁有扩张作用，阻止动脉管壁增厚，从而降低血压和中风发生率。中风患者常食颇宜。

🧁 3.3.2　忌食物品

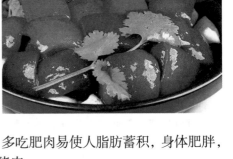

牛髓： 甘温补虚之物，是一种高脂肪、高胆固醇食品。凡中风患者、高脂血症及动脉硬化的心血管疾病之人，切忌多食。

狗肉： 温补性食物，易助热动火。凡中风后遗症、严重心脏病、心律失常、甲亢者不宜食用。

羊髓： 羊的脑髓中胆固醇含量颇高，故对血压高、血脂（尤其是胆固醇）高者不宜多食、常食。

肥猪肉： 肥肉含动物性脂肪特别高，可高达90.8%，多吃肥肉易使人脂肪蓄积，身体肥胖，血脂升高，以致动脉硬化，所以长期血压偏高者忌吃肥猪肉。

猪肝： 猪肝中胆固醇含量较高，每100克猪肝含胆固醇约368毫克，常吃猪肝对中风患者及高血脂不利，故应适当忌吃为妥。

猪肾： 俗称猪腰子。虽有补肾之功，但含胆固醇颇高。每100克猪腰子含胆固醇405毫克，比猪肝还多。所以中风者不宜多吃常吃。

鸡肉： 性温，味甘，肥腻壅滞的食物。《随息居饮食谱》说："多食生热动风，诸风病皆忌之"。《饮食须知》亦云："鸡肉，善发风助肝火。"由于鸡肉性温、助热、易动风，尤易引起内中风，故中风患者及有中风先兆之人忌食，尤其忌吃公鸡的头、翅、爪。

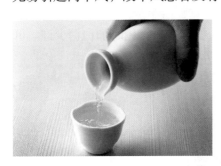

鸭蛋： 鸭蛋（尤其是鸭蛋黄）所含胆固醇极高，故心血管疾病患者皆不宜多食。《随息居饮食谱》说："鸭卵，滞气甚于鸡子，诸病皆不可食。"

胡椒： 胡椒辛热、性燥，辛走气，热助火。中风患者身体壮实，肝火偏旺，或阴虚有火，内热素盛者不宜多食。

白酒： 俗称烧酒。李时珍称之为"纯阳毒物，与火同性，过饮不节，杀人顷刻。"白酒中的酒精成分在肝脏内影响内源性胆固醇的合成，引起血浆胆固醇及甘油三酯浓度升高，造成动脉硬化。同时可引起心肌脂肪的沉积，使心脏扩大，引发中风或冠心病。因此，中风者切勿多吃烈酒。

食盐： 性寒，味咸。吃盐过多也是引发中风病的重要原因。因食盐量多少与血压有直接关系，凡中风患者切忌多吃盐。

人参： 性温，味甘苦，为温补强壮剂，有助热上火之弊。当中风患者出现血压升高、头昏、头胀、头痛、性情急躁、面红目赤之时，切勿食之。一般来说，凡中风患者，没有气虚体弱之状，或体质尚佳者，皆不宜食。这也包括冠心病、动脉硬化症、高脂血症病人，都当忌之。

🧁 3.3.3　中风保健食谱

黑芝麻丸

原料：黑芝麻适量，黄酒少许。

做法：黑芝麻洗净，重复蒸3次，然后晒干，炒熟研成细末。炼蜜或用大枣泥和成丸。每丸10克温黄酒送下。每天3次，每次1丸。

功效：养血祛风。适用于中风偏瘫，或血虚风痹、便秘者。

杞麦粥

原料：枸杞子、麦冬各 30 克，粳米 50 克。

做法：枸杞子、麦冬入砂锅，加清水 500 毫升，浸透，煎 20 分钟，去渣，入粳米煮粥。

功效：补肝肾，养肺胃。适用于腰酸、头晕眼花、五心烦热、口干咽燥等肝肾两虚、肺胃阴亏之中风后遗症患者最为适宜。

荆芥粟米粥

原料：荆芥穗、薄荷叶各 50 克，豆豉、白粟米各 150 克。

做法：先煮荆芥穗、薄荷叶、豆豉，去渣取汁，加入白粟米煮成粥。

功效：益肾祛风。适用于中风之言语蹇涩等。

小米麻子粥

原料：麻仁、薄荷叶、荆芥穗各 50 克，小米 150 克。

做法：麻仁炒熟去皮研细。砂锅内放水先煮薄荷叶、荆芥穗，去渣取汁，加入麻仁、小米同煮粥。

功效：滋养肾气，润肠清虚热。适用于中风以及大肠干结等。

栗子桂圆粥

原料：栗子 10 个（去壳用肉），桂圆肉 15 克，粳米 50 克，白糖少许。

做法：先将栗子切成碎块，与米同煮成粥，将熟时放入桂圆肉，食用时加白糖少许。可做早餐，或不拘时食用。

功效：补肾，强筋，通脉。可用于中风后遗症的辅助治疗。

[思考与练习]

1. 防治中风应选择哪些食物？
2. 防治中风应忌食哪些食物？
3. 选择两道中风保健食谱进行实际操作。

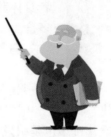

项目4

女性常见病食疗与保健

项目综述

◇ 任务1　月经期病症食疗与保健
◇ 任务2　更年期综合征食疗与保健
◇ 任务3　乳腺癌食疗与保健

学习目标

◇ 了解女性常见病食疗与保健方法。

学习重点

◇ 女性常见病饮食的基本原则。

学习难点

◇ 女性常见病食疗与保健方法。

建议课时

◇ 6课时。

任务 1　月经期病症食疗与保健

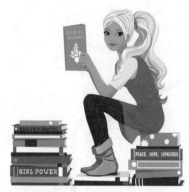

女性 14 岁左右开始性成熟，从此以后，延绵 35 年左右的月经将会按月而行，直至 49 岁左右告终。但也有特殊情况，有的女性每隔两个月才来一次月经，称为并经；有的三个月来一次月经，称为季经；也有的女性每年只来一次月经，称为避年；甚至有的女性终身不来月经，但婚后也能正常怀孕生育，称为暗经。无论并经、季经、避年或是暗经，应没有其他病变表现，无任何不适，且婚后能照样生儿育女，属正常现象，不为病态，更无须盲目查治，胡乱服药。有不少女性由于平素不注意自我调养，或因情志不悦，郁郁寡欢；或因心情急怒，情绪暴躁；或因淋雨受寒，过食生冷；或因嗜食辛辣，煎炒油腻，以致形成月经病，或行经腹痛，或月经紊乱，或崩漏不止，或月经不行。

4.1.1　月经期饮食基本原则

1）宜食营养丰富、健脾开胃、易消化的食品

如大枣、面条、薏苡仁粥等。为保持营养平衡，应同时食用新鲜蔬菜和水果。食物以新鲜为主，不仅味道鲜美易于吸收，且营养破坏较少。

2）宜食含铁高的食物

铁不仅参与血红蛋白及许多重要酶的合成，而且对免疫、智力、衰老及能量代谢等都有重要作用。月经期由于铁的丢失较多，进食含铁丰富的食物非常重要。月经期膳食应注意荤素搭配，以满足月经期对铁的特殊需要。

3）宜喝加蜜热牛奶

下腹疼痛、腰膝酸软、身体倦怠、睡眠不安及情绪烦躁等症状，是女性经期的身体不适。女性在月经期间每晚临睡前喝一杯加蜂蜜的热牛奶，可减轻或消除经期的种种不适。因牛奶中的钾可舒缓情绪，并具有减轻腹痛、防止感染、减少经血量的作用；蜂蜜所含的镁可镇定中枢神经，消除女性在经期中的紧张情绪，减轻心理压力。

4）宜食利于"经水之行"的食品

如红枣、豆腐皮、苹果、薏苡仁、牛奶、红糖、桂圆等温补食品。

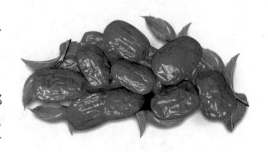

5）宜食蛋白质和矿物质

因月经失血，尤其是月经过多者，每次月经都会使血液的主要成分血浆蛋白、钾、钙、镁等丢失。因此，在月经干净后 1 ~ 5 日内应补充蛋白质、矿物质食品。如选用既有美容又有补血作用的食品，如牛奶、芡实、菠菜、桂圆肉、胡萝卜、苹果、荔枝肉、樱桃等。有些经期偏头痛患者血液中镁含量极低，如在饮食上注意摄取富含镁的食物，如小米、荞面、豆类、香蕉、坚果及海产品等，可减少偏头痛的发作。

6）宜吃香蕉

香蕉中含有丰富的维生素 B6，维生素 B6 具有安神定惊的作用，不仅可以稳定女性在经期的不安情绪，还有助于改善睡眠、减轻腹痛。

4.1.2 月经期饮食禁忌

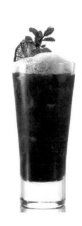

1）忌食酸辣刺激食品

月经期间的女性感到特别疲劳，消化功能减弱，胃口欠佳。饮食应清淡和易于消化吸收，避免食用过酸和刺激性较大的食品。

2）忌喝含气饮料

不少喜欢喝含气饮料的女性，在月经期会出现疲乏无力和精神不振的现象，这是铁质缺乏的表现。因汽水等饮料大多含有磷酸盐，同体内铁质产生化学反应，使铁质难以吸收。此外，多饮汽水因汽水中碳酸氢钠和胃液中和，降低胃酸的消化能力和杀菌作用，并且影响食欲。

3）忌食过咸食品

女性在月经来潮前如果咸食过量，会使体内盐分和水分储量增多，加之月经来潮之前体内孕激素增多，也易出现水肿、头痛等现象。月经来潮前 10 天开始吃低盐食物，便不会或者减少出现上述症状。

4）忌过量吃糖

过去不少人认为，吃甜食可改善经期的不适，于是乎红糖、甜饼干或巧克力几乎已成为女性经期的"常备药"。但进食高糖类甜食，会让血糖急速上升，的确具有稳定情绪的作用，但血糖一旦下降时，反而造成更大落差，情绪容易不稳定。经期刻意吃甜食，不但无法改善经期不适症状，反而可能因为血糖不稳定，影响体内激素的平衡，加重不舒服的感觉。

5）忌生冷食物

中医学认为，血得热则行，得寒则滞。月经期食生冷，一则有碍消化，二则易伤人体阳气，使经血运行不畅，造成经血过少，甚至痛经。即使在酷暑盛夏季节，经期也不宜吃冷饮。

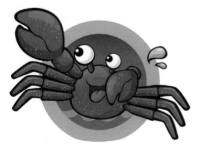

相反，月经期饮食宜以温热为主，选用海带、大枣、高粱、薏苡仁、羊肉、苹果等食品；少吃梨、荸荠、菱角、冬瓜、芥蓝、麻仁等寒凉、滑泻食品。

此外，若为气滞血瘀的月经病，包括痛经、崩漏、月经过少或闭经之人，还宜吃金橘、金橘饼、橘皮、槟榔、佛手柑、金针菜、萝卜、砂仁等。若为寒湿凝滞或虚寒之人的月经病，平时或行经期还宜常吃大枣、樱桃、荔枝、桃子、生姜、葱、胡椒、茴香等。若为血热者，还宜吃些绿豆、绿豆芽、柿子、柿饼、芒果、草莓、香蕉、无花果、西瓜、苦瓜、番茄、地瓜等寒凉性食品。若属虚损者，还宜食牛奶、鸡蛋、人参、黄芪、枸杞子、山药、首乌等。

凡在月经期间，正常女性忌吃柿子、柿饼、梨子、橙子、柚子、香蕉、无花果、羊桃、西瓜、苦瓜、生黄瓜、荸荠、瓠子、生萝卜、生番茄、苋菜、生藕、竹笋、海藻、草菇、地黄、田螺、蚌肉、螺蛳、螃蟹、牡蛎肉、皮蛋、绿豆、绿豆芽、决明子、金银花、菊花、薄荷、冷茶和各种冷饮等，尤其是有寒性月经病者，更应忌食。若有血热者，忌吃肉桂、胡椒、辣椒、茴香、丁香、砂仁、洋葱、生姜、芥菜、人参、冬虫夏草、紫河车等温补性食物和辛辣、刺激性食物。若为虚损之人，则忌食萝卜、萝卜叶、槟榔、辣椒、砂仁、豆蔻，以及各种生冷瓜果、冷饮及烟酒等。

4.1.3　月经期保健食谱

山楂红枣汤

原料：山楂 50 克，生姜 15 克，红枣 15 颗。

做法：以上原料水煎服。每日 1 剂，分 2 次服用。

功效：活血化瘀、温经止痛、行气导滞，适用于寒凝血瘀型月经不调者。

姜枣花椒汤

原料：生姜 25 克，大枣 30 克，花椒 10 克。

做法：将生姜洗净切片，大枣洗净去核，与花椒一起装入瓦煲中，加水 1 碗半，用文火煎剩大半碗，去渣留汤。饮用，每日 1 剂。

功效：温中止痛。适用于寒性痛经者。

姜艾薏苡仁粥

原料：干姜、艾叶各 10 克，薏苡仁 30 克。

做法：将前两味水煎取汁，将薏苡仁煮粥至八成熟，入药汁同煮至熟。早晚食粥。

功效：温经化淤、散寒除湿。适用于寒湿凝滞型痛经者。

玄胡益母草煮鸡蛋

原料：玄胡 20 克，益母草 50 克，鸡蛋 2 个。

做法：将以上 3 味加水同煮，待鸡蛋熟后去壳，再放回锅中煮 20 分钟左右即可饮汤，吃鸡蛋。

功效：通经止痛、补血润肤。

山楂桂枝红糖汤

原料：山楂肉 15 克，桂枝 5 克，红糖 30 ~ 50 克。

做法：将山楂肉、桂枝装入瓦煲内，加清水 2 碗，用文火煎剩 1 碗时，加入红糖调匀，煮沸即可。

功效：温经通脉、化淤止痛。适用于寒性痛经及面色无华者。

姜枣红糖水

原料：干姜、大枣、红糖各 30 克。

做法：将前两味洗净，干姜切片，大枣去核，加红糖煎服。喝汤，吃大枣。

功效：温经散寒。适用于寒性痛经。

韭汁红糖饮

原料：鲜韭菜 300 克，红糖 100 克。

做法：将鲜韭菜洗净，沥干水分，切碎后捣烂取汁备用。红糖放铝锅内，加清水少许煮沸，至糖溶后兑入韭汁内即可饮用。

功效：温经补气。适用于气血两虚型痛经。

山楂酒

原料：山楂 300 克，低度白酒 500 毫升。

做法：将山楂洗净，去核，切碎，装入带塞的大瓶中，加入白酒，塞紧瓶口，浸泡 7 ～ 10 日后饮用，每次 15 毫升，浸泡期间每日摇荡 1 ～ 2 次。

功效：健脾通经。适用于女性痛经。

山楂葵子红糖汤

原料：山楂、葵花子仁各 50 克，红糖 100 克。

做法：以上用料一齐放入锅中，加水适量同煎或炖，去渣取汤。

功效：补中益气，健脾益胃，适用于气血两虚型痛经。此汤宜在月经来潮前 3 ～ 5 日饮用。

红花酒

原料：红花 200 克，低度酒 1 000 毫升，红糖适量。

做法：将红花、红糖同装入洁净纱布袋内，封好袋口，放入酒坛中，加盖密封，浸泡 7 日即可饮用。每日 1 ～ 2 次，每次饮服 20 ～ 30 毫升。

功效：养血养肤，活血通经。适用于女性血虚、血瘀引起的痛经等病症。

木耳核桃糖

原料：黑木耳 120 克，胡桃仁 120 克，红糖 200 克，黄酒适量。

做法：将木耳、胡桃碾成末后加入红糖拌匀，瓷罐装封。每天服用 30 克，1 日 2 次，直至月经来潮为止。

功效：滋肝肾、益气血、养冲任。对子宫发育不良引起的闭经者较为适宜。

乌豆双红汤

原料：乌豆（黑豆）50 克 ～ 100 克，红花 5 克，红糖 30 ～ 50 克。

做法：将前 2 味置于炖盅内，加入适量清水，隔水炖至乌豆熟透，然后去红花放入红糖调匀。

功效：滋补肝肾、活血行经。适用于血虚气滞型闭经。

鸡蛋马齿苋汤

原料：马齿苋 250 克，鸡蛋 2 枚。

做法：将马齿苋洗净与鸡蛋共煮，熟后蛋去壳，再煮，每日 1 剂，分 2 次服食，食蛋饮汤。

功效：清热凉血、调血。主治月经不调，症见量多色红、质黏有块、口渴心烦者。

黑豆红枣煎

原料：黑豆 50 克，红枣 5 枚，生姜 3 片。

做法：以上 3 味共煎至豆熟烂，食豆、大枣，饮汤。每日 1 剂，月经前 3 天开始服用。

功效：补血调经。主治月经不调，症见月经后期，量多色淡，头昏面黄。

青皮山楂粥

原料：青皮 10 克，生山楂 30 克，粳米 100 克。

做法：先将青皮、山楂放入砂锅，加水适量，浓煎 40 分钟，去渣取汁待用。将粳米放入砂锅，加水用小火煨煮成稠粥，将成时兑入青皮、山楂浓煎汁，拌匀，继续煨煮至沸即成。分早晚 2 次服用。

功效：理气活血，调经止痛。主治月经不调，症见月经延后、量少、色黯有块，腹痛，舌质紫黯，脉细弱者。

[思考与练习]

1. 月经期的饮食原则有哪些？

2. 月经期忌吃的食物有哪些？

3. 选择两道月经期保健食谱进行实际操作。

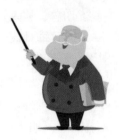

任务 2　更年期综合征食疗与保健

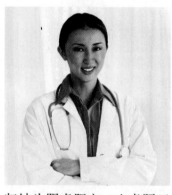

女子到了绝经期前后，常会出现一系列症候群，西医称之为更年期综合征，又叫绝经期症候群，中医称之为"绝经前后诸症"。女性一般在 49 岁左右出现该病症，由于肾气渐衰，天癸将竭，冲任二脉气血亏虚，以致阴阳失衡，脏腑功能失调，从而呈现出了一系列错综复杂的症状。

女性更年期表现复杂，诸如月经紊乱，行经或先或后，或多或少；或烦躁不安，面部烘热潮红，手足心发热；或头晕目眩，腰膝酸软；或心慌自汗，失眠多梦；或心烦易怒，神志恍惚；或畏寒肢冷，面目水肿等。有人根据病人各种表现，将其归纳为阴虚阳亢、血虚肝旺、肝脾不和、心肾不交四大类型；也有人将其分为肾阴不足、肾阳虚损、阴阳两虚、心肾不交和肝气郁结五大类型。一般来说，女性更年期由于天癸将竭，冲任二脉气血亏虚，精微不足，多数表现为肝肾阴虚，以致阴虚火旺者为常见。故此期宜吃具有滋补肝肾、养血补血、滋阴降火作用的食品；忌吃辛辣香燥、耗液伤阴的食物，忌吃炸烤炒爆以及肥甘厚味的温热助火食物。

4.2.1　更年期饮食基本原则

1）多吃动物性食品及黄豆

动物性食品如鸡蛋、牛奶、畜禽类瘦肉及内脏。黄豆等含有大量优质蛋白、钙、磷、铁、锌、多种维生素及必需脂肪酸等，是更年期必需的营养物，可防治很多并发症。大豆除含大量不饱和脂肪酸（亚麻油酸最丰富）能降低胆固醇外，它还含有大量黄体酮，在机体内可转化为许多激素，以维持人体代谢，从大豆中提取的天然激素，有"青春永驻"之功能，实践证明多食大豆的东方女性患更年期综合征明显低于不习惯食用大豆的西方女性。

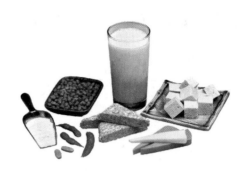

2）多吃杂粮

多吃含铁钙锌铜和多种维生素的杂粮，如小米、玉米、黄米、麦片等。水果蔬菜不可少，如酸枣、苹果、红枣、桑葚、香菇、小白菜、油菜、芥菜、甘蓝、西红柿、胡萝卜和菠菜等，能安神、降压、防贫血，维持神经健康，防止头晕、头痛和记忆力衰退，并能提高免疫力，增加抵抗力。

3）多吃植物油

少吃动物油及肥肉，可食用豆油、花生油、菜籽油、玉米油及香油等。它们除含大量必需脂肪酸外，还含有丰富的谷固醇，能抑制胆固醇在肠道的吸收，从而防止出现肥胖、动脉硬化及心脑血管疾病等。少吃白糖、甜食及含糖多的零食。

4）低盐饮食

尽量减少食盐量，有利钙的再吸收及防止高血压。如食欲不好最好每天进食清淡食物、凉拌菜等。

5）多吃一些含优质蛋白质的食物

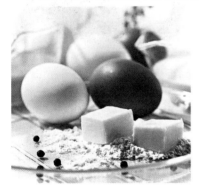

更年期女性月经异常变化最为突出。如月经变得很频繁，经血量增多，出血时间延长，这可能引起贫血。可多吃一些含优质蛋白质的食物，如肝、鸡蛋、牛奶、瘦肉等，以改善月经紊乱所致的不良症状。这些食物不仅能供给人体所必需的氨基酸，而且还含有维生素A、维生素D和B族维生素等。猪肝中还含有丰富的铁，可改善贫血症状。同时可多吃含铁、铜丰富的绿叶蔬菜和水果，如番茄、苋菜、芹菜、菠菜及桃、杏、红枣等，这些食物还含有叶酸、维生素C和维生素A。叶酸和维生素B2配合能增强治疗贫血的效果，而维生素C和维生素A则有促进铁吸收的作用。

6）多吃一些含维生素B1和烟酸丰富的食物

更年期时，由于内分泌失调，造成植物神经功能紊乱，有些女性出现面色潮红、血管痉挛性头痛、高血压、眩晕、耳鸣和眼花等；有时还会出现失眠、焦虑、抑郁、神经过敏、易激动和阵发性啼哭等症状。出现这种情况时，除用药物治疗，注意休息和避免不良刺激外，还要多吃一些含维生素B1和烟酸丰富的食物，如粗面、糙米、烤麸、土豆、豌豆和其他豆类食物。维生素B1治疗精神抑郁和激动有一定作用；烟酸可使血管扩张，缓解血管痉挛。

此外，食用低盐和多钾食物，对降低血压有好处。不抽烟、不饮酒、不吃刺激性食物，如咖啡、浓茶和辛辣食品等易引起情绪波动的食物。可食一些安神降压食物，如莲子、百合、山楂、西瓜和绿豆等。

另外，由于更年期女性内分泌调节功能减退，可出现暂时性胃肠功能紊乱，如消化不良、腹胀、便秘等，为此，三餐的合理搭配也很重要，但饮食应注意以下几点：

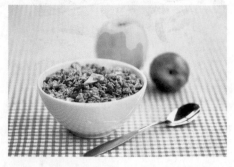

①早吃好。早餐质量高，使人感到精力充沛；而不注意早餐质量的人，血糖水平较低，体力不支，注意力不易集中，工作效率下降。不吃早餐对胃有损害。早餐最好有牛奶、豆浆、鸡蛋等高蛋白食物，并要有一定量的谷类食物。

②午吃饱。一般指七八成饱即可。午吃饱是为了满足下午的热量需要，并解决饥饿感。

③晚吃少。一般晚间活动量小，而且很快要睡眠，吃得多且吃了就睡，极易引发发胖，对更年期女性极为不利。一日三餐的热量分配：早餐占25%～30%；午餐占40%～45%；晚餐占30%左右较为合理。

🧁 4.2.2　更年期宜用食物

山药：山药性平，味甘，有滋肾、补肺、健脾、益精的作用。《本草正》中说"山药能健脾补虚，滋精固肾，治诸虚百损，疗五劳七伤"。《本草经续》中说它"能补肾填精，精足则阴强、目明、耳聪。"由此可见，如果有男子更年期表现出腰腿酸软、头晕耳鸣、阴茎易举而易痿、精液渐少等肾阴不足之症，食之最宜，且宜多食常食。不仅如此，对心气虚怯的男子更年期患者亦宜食之，有补虚安神的功效。正如《药性论》所说："山药镇心神，补心气不足，患人体虚羸，加而用之。"

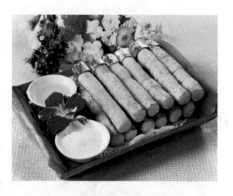

黑芝麻：黑芝麻性平，味甘，补肝肾、润五脏，常用于肝肾阴虚之人，有强身体、抗衰老、乌须发、坚筋骨的效果。肝肾阴虚型男子更年期综合征，可用黑芝麻配合核桃肉、桑葚子各等量捣烂混合，蜂蜜调匀，每次服2汤匙，每日3次，空腹服用。

百合：百合是一种清补食品，有润肺、补虚、安神作用。若女性在更年期出现心神失常、虚烦惊悸、神志恍惚、失眠不安者，最宜使用。《日华子本草》说它具有安心、安胆、养五脏的功效。

木耳：木耳有白木耳与黑木耳之分。白木耳含有丰富的胶质、多种维生素、氨基酸、多糖、蛋白质和丰富的微量元素。中医认为白木耳有润肺止咳、生津滋阴、益气和血、补脑强心及补肾的作用，对女子更年期肺肾阴虚、烦热口干、虚热口渴者，食之最宜。黑木耳也有补气作用，更能凉血止血，故更年期月经紊乱，尤其是月经过多、淋漓不止时尤为适宜。

莲子：莲子性平，味甘涩，有益肾气、养心气、补脾气的功用。《本草纲目》中说："莲子交心肾，厚肠胃，固精气，强筋骨，补虚损，利耳目。"适宜女性更年期心神不安、烦躁失眠，或夜寐多梦、体虚带下者食用。

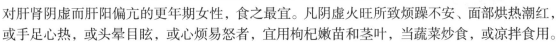

枸杞：枸杞性平，味甘，是常用的滋补肝肾中药，民间习惯用枸杞子泡茶饮以调补肝肾。凡更年期女性皆宜食之，对肝肾阴亏、阴虚火旺所致头晕目眩、腰酸腿软者，食之颇有裨益。

枸杞苗：枸杞苗性凉，味甘苦，既能补肝肾，又能清肝热，对肝肾阴虚而肝阳偏亢的更年期女性，食之最宜。凡阴虚火旺所致烦躁不安、面部烘热潮红，或手足心热，或头晕目眩，或心烦易怒者，宜用枸杞嫩苗和茎叶，当蔬菜炒食，或凉拌食用。

桑葚：当桑葚呈紫黑色时，更年期女性宜常食些新鲜桑葚果。正如《随息居饮食谱》说它有"滋肝肾，充血液，息虚风，清虚火"的作用。女性更年期肝肾阴亏、头晕腰酸、手足心热、烦躁不安、心悸失眠、月经紊乱时，常吃桑葚，可收到补肝肾、滋阴液的功效，虚热退而阴液生，魂安而神自清宁。

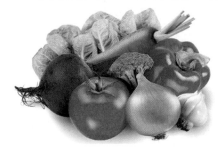

更年期女性还宜服食芝麻、首乌、海参、蜂王浆、马奶、西洋参、沙参、当归、藕、食用菌、新鲜蔬菜水果以及植物油等。若兼有肝热偏重者，还宜食用芹菜、黄瓜、丝瓜、绿豆、荷叶、番茄、菠菜、胡萝卜、菊花和决明子等。

女性更年期忌吃辣椒、花椒、肉桂、丁香、茴香、胡椒、芥末、榨菜、葱蒜和香烟等刺激性食品，忌吃可可、咖啡、白酒和浓茶等兴奋性饮料，忌吃肥肉、各种蛋黄、猪脑、牛脑和羊脑等高脂肪高胆固醇食物。

4.2.3 更年期保健食谱

百合鸡蛋黄汤

原料：百合 50 克，鸡蛋黄 1 个。

做法：将百合洗净，浸泡一晚，加清水 400 毫升，煎煮至 200 毫升；将鸡蛋黄搅匀调入即成。分 2 次温服。

功效：百合滋阴润肺，清心安神；鸡蛋黄养血滋阴，与百合共煮，能增强滋阴养血、清心安神功效。

益智仁粥

原料：益智仁 12 克，糯米 60 克，食盐少许。

做法：将益智仁研为细末。先将糯米煮成粥，加入益智仁细末，加食盐少许煮沸，温热空腹食之，日服 2 次。

功效：益智仁温暖脾肾，加糯米有助于加强温中健脾的作用。

大枣茯神粥

原料：大枣（去核）14 颗，茯神 15 克，小米 100 克，白糖少许。

做法：先将大枣、茯神放入砂锅内，加清水适量，煎煮后留汁去渣，再倒入小米熬煮成粥即可。每日 1 剂，分 2 次温食之，服食时可加白糖调味。

功效：大枣补中益气，养血安神；茯神养心安神、镇惊定悸；小米和中益神，除热解毒，此方具有益气养血、宁心安心的作用。

赤豆薏苡仁红枣粥

原料：赤小豆、薏苡仁、粳米各 30 克，红枣 10 颗。

做法：以上原料每日熬粥食之，1 日 3 次。

功效：更年期有肢体水肿、皮肤松弛、关节酸痛者宜食之。

莲子百合粥

原料：莲子、百合、粳米各 30 克。

做法：三种原料同煮粥，每日早晚各服 1 次。

功效：绝经前后伴有心悸不寐、怔忡健忘、肢体乏力、皮肤粗糙者宜食之。

甘麦饮

原料：小麦 30 克，红枣 10 枚，甘草 10 克。

做法：以上原料水煎。每日早晚各服 1 次。

功效：绝经前后伴有潮热多汗、烦躁心悸、忧郁易怒、面色无华者宜食之。

小麦黄芪大枣粥

原料：小麦 100 克，黄芪 20 克，首乌藤 20 克，刺五加 10 克，桑叶 10 克，当归 10 克，三七 5 克，大枣 10 粒，冰糖适量。

做法：将 6 味药放在砂锅内加水煎成药汁，煎好后倒出药汁一碗。然后锅内加水，放入洗净的小麦和大枣，大火烧开后改小火煮成粥；粥将熟时倒入煎好的 6 味药汁再煮，放入冰糖即可。每天早晚当粥服。

功效：可有效缓解女性更年期失眠多梦、情绪低落以及神经官能症。

大枣银耳汤

原料：大枣 60 克，银耳 20 克，冰糖适量。

做法：将大枣洗净去核，银耳温水泡发，去掉杂质洗净。锅内加水适量，放入大枣，大火烧开后去掉浮沫，然后改小火煮 15 分钟，再加入银耳和冰糖煮 5 分钟即可。每日 1 剂，连服 15 天。

功效：可缓解女性更年期心悸不安、失眠多梦、潮热盗汗、心烦内躁等症状。

枸杞菊花茶

原料：枸杞 10 克，菊花 2 克，山楂 2 克。

做法：将以上 3 味同放入茶杯内，沸水冲泡，加盖焖 15 分钟。每天当茶饮用。可连冲 3 次。

功效：改善女性更年期月经不调、头晕失眠、急躁易怒、烦热口渴等症状。

桑葚膏

原料：桑葚子 500 克、冰糖 200 克。

做法：将桑葚加水适量煮至极烂，放入冰糖文火熬成膏。每日 2 次，每次 2 汤匙，开水冲服。

功效：滋补肝肾，养血明目。适用于更年期综合征肝肾亏虚者。

桑叶菊花茶

原料：桑叶、菊花各 30 克。

做法：水煎代茶饮。

功效：清肝明目，降血压。适用于更年期综合征肝阳上亢者。

葛根玫瑰茶

原料：葛根 5 克，玫瑰 5 克，红茶 1 克。

做法：以上原料混合后，用沸水冲泡，加盖焖制 5 分钟即可饮用。

功效：适用于更年期综合征。

百合桂圆安神汤

原料：百合 15 克，红枣 10 颗，桂圆 10 克，枸杞 10 克。

做法：以上原料洗净后一同放入锅中，用大火煮沸，再改用小火煲至软烂，趁热服用。

功效：适用于伴有心烦、失眠和心神不宁的更年期综合征者。

牛奶山药燕麦粥

原料：山药 50 克，燕麦片 100 克，牛奶 500 克。

做法：先将山药去皮洗净切块，与燕麦片、牛奶一同放入锅中，煮至麦片和山药熟烂即可食用。

功效：适合更年期综合征伴有骨质疏松者食用。

何首乌粥

原料：何首乌 20 克，研成细末，粳米或大米 50 克。

做法：将首乌与米放入砂锅内同煮，见粥汤黏稠停火即可食用。每日早晚各服一次，连服 10 ~ 20 日，休息半月后依法再服。但感冒、发烧、腹泻者不宜服。

功效：本粥具有降血脂、补肾益精、乌须黑发等功效，故可用于预防高脂血症及失眠、月经不调、腰膝酸软等。

山茱萸粥

原料：山茱萸 10 ~ 20 克，糯米 50 ~ 100 克。

做法：将以上原料共入砂锅中加水 500 ~ 600 毫升，慢火煮熬至米烂粥稠，表面有粥油为度。每天晨起空腹服 1 次，10 天为 1 疗程，休息 1 周后依法再服，连服 2 ~ 3 个疗程。

功效：补益肝肾。可用于腰膝酸痛、月经不调、虚汗不止等患者服食。

山药粥

原料：山药 30 克，糯米 50 克。

做法：将以上原料一起放入砂锅内，慢火煮至粥开汤稠即可，早晚各服 1 次，可长期食用。

功效：益气健脾，可改善更年期症状。

素烧大白菜

原料：大白菜 200 克，花椒 7 粒，油 30 克，精盐适量，酱油 5 克，味精 1 克。

做法：将大白菜洗净，用刀片成薄片；炒锅上火，放油，待油稍热放花椒炸至黑色，将白菜块放入，大火稍炒，放精盐、酱油、味精，炒匀即可离火盛入盘中。

功效：大白菜性味甘、微寒，有清热利水、养胃的作用。大白菜含有大量的钙、磷、铁等矿物质，适用于更年期综合征伴骨质疏松者。

姜汁拌卷心菜

原料：姜汁少许，卷心菜250克，醋适量，酱油10克，精盐少许，味精1克，香油10克。

做法：将卷心菜洗净，去根，切成丝，入沸水锅中焯熟，捞出晾凉，放盘中待用。取一小碗，放姜汁、醋、酱油、精盐、味精、香油调成汁，浇在卷心菜上，拌匀即可。

功效：健脾强身。适用于更年期体虚乏力者。

杞枣汤

原料：枸杞子、桑葚子、红枣各50克。

做法：水煎服，早晚各1次，每日1次。

功效：适用于更年期有头晕目眩、饮食不香、困倦乏力及面色苍白者。

枸杞冬笋炒肉丝

原料：枸杞、冬笋各30克，瘦猪肉100克，色拉油、食盐、味精、酱油、淀粉各适量。

做法：炒锅放入色拉油烧热，投入肉丝和笋丝炒至熟，放入枸杞其他佐料即成。每日1次。

功效：适用于头昏目眩、心烦易怒、经血量多、面色晦暗、手足心热者。

枣仁粥

原料：酸枣仁30克，粳米60克。

做法：洗净酸枣仁，水煎取汁，与粳米共煮成粥，每日1剂，连服10日为1个疗程。

功效：适用于更年期精神失常，喜怒无度，面色无华，食欲欠佳等症。

合欢花粥

原料：合欢花（干品）30克，或鲜品50克，粳米50克，红糖适量。

做法：将合欢花、粳米、红糖同放锅内加水500毫升，用文火煮至粥熟即可。每晚睡前1小时空腹温热食用。

功效：具有安神解郁、活血悦颜、利水消肿等功效。适用于更年期易怒忧郁、虚烦不安、健忘失眠等病症。

[思考与练习]

1. 女性更年期的饮食原则有哪些？
2. 女性更年期宜用的食物有哪些？
3. 选择两道更年期保健食谱进行实际操作。

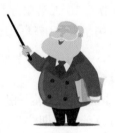

任务 3　乳腺癌食疗与保健

女性乳腺是由皮肤、纤维组织、乳腺腺体和脂肪组成的，乳腺癌是发生在乳腺腺上皮组织的恶性肿瘤。99%发生在女性，男性仅占1%。

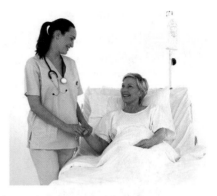

乳腺并不是维持人体生命活动的重要器官，原位乳腺癌并不致命；但由于乳腺癌细胞丧失了正常细胞特性，细胞之间连接松散，容易脱落。癌细胞一旦脱落，游离的癌细胞可以随血液或淋巴液播散全身，形成转移危及生命。目前，乳腺癌已成为威胁女性身心健康的常见肿瘤。

全球乳腺癌发病率自20世纪70年代末开始一直呈上升趋势。美国每8名女性一生中就有1人患乳腺癌。中国不是乳腺癌的高发国家，但不容乐观，近年我国乳腺癌发病率增长速度却高出发达国家1～2个百分点。据国家癌症中心和卫生部疾病预防控制局2012年公布的2009年乳腺癌发病数据显示：全国肿瘤登记地区乳腺癌发病率位居女性恶性肿瘤的第1位，女性乳腺癌发病率（粗率）全国合计为42.55/10万，城市为51.91/10万，农村为23.12/10万。乳腺癌已成为当前社会的重大公共卫生问题。20世纪90年代，全球乳腺癌死亡率呈现下降趋势：一是乳腺癌筛查工作的开展，使早期病例比例增加；二是乳腺癌综合治疗的开展，提高了疗效。乳腺癌已成为疗效最佳的实体肿瘤之一。

4.3.1　预防乳腺癌的食物

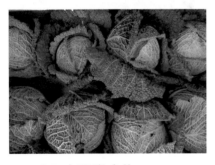

1）十字花科蔬菜

十字花科蔬菜含有一种氮化合物，名叫吲哚-3-甲醇，具有转变雌激素、预防乳腺癌的作用。不但可将女性体内活性雌激素进行降解处理，而且还可通过无活性的雌激素阻止活性雌激素对正常乳房细胞的刺激作用。因此建议乳腺癌高发家族及未生育和绝经期较晚的女性多吃一些菜花类食品。

2）大豆类食物

这类食物中豆类蛋白占总蛋白的比例增加时，乳腺癌的发病率就低。由于豆类中含有丰富的植物雌激素，是一种类似人类雌激素的化合物。可在肠道中被胡萝卜素转化成一种因子，这种因子可抑制体内激素依赖性致癌物对乳房的致癌作用。因此，女性尤其已患乳腺癌的患者，可以多吃一些豆腐、豆浆及豆奶食品。

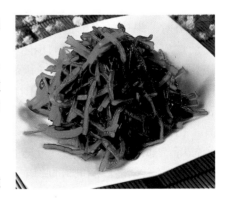

3）海藻类食物

沿海地区的女性患乳腺癌比较少。因这些地方女性常吃海藻类食品。日本人吃海藻居世界首位，平均每人每天摄入 4.9 ～ 7.3 克海藻类食品。海藻类食品是一种含钙较多的碱性食品，癌症患者血液多呈酸性。常吃海藻能调节血液酸碱平衡，达到防癌治癌的目的。

4）酸奶制品

酸牛奶中含有高活性乳酸菌和嗜热链球菌，它们的产物可干预人体内的肝肠循环，减少人体对脂肪的吸收。减少乳腺癌的发病。同时还可增加人体免疫球蛋白的数量，有利于提高机体营养水平，降低乳腺癌的发病率。

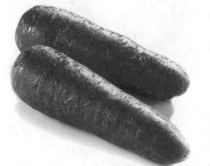

5）含维生素 A 的食物

调查表明，若女性维生素 A 摄入量不足，其患乳腺癌的可能性增加 20%。若女性经常食用含有维生素 A 的食物，如胡萝卜、土豆、扁豆、南瓜、西红柿、大蒜、芦笋、芹菜、菠菜、蛋黄、羊肝、杏、柠檬、麦胚、植物油等，则可有效地预防乳腺癌。女性若能够坚持每天摄入适量维生素 A，半年后其患乳腺癌的可能性降低 40%。

6）含维生素 D 的食物

维生素 D 的摄入量与乳腺癌的患病率及致死率有关。人体摄入维生素 D 越多，患乳腺癌的几率和患了乳腺癌以后的死亡率就越低。因为血液循环中的维生素 D 有防止乳腺癌发生和阻碍乳腺癌发展的作用。人体内所含维生素 D 主要来源于饮食。含维生素 D 多的食物是牛奶和鱼。女性如果长期坚持每天饮 1 杯牛奶、吃 500 克鱼，便可有效地预防乳腺癌。

7）含有植物性激素食物

豆类食品有预防乳腺癌的作用。吃豆类食品较多的地方，其乳腺癌的发病率比较低。为了探讨豆类食品的防癌机理，研究人员进行了一项试验：让参加试验的女性每天喝 2 杯豆浆，连续喝 1 ～ 2 月。在这些女性喝豆浆之前、喝豆浆之中及喝豆浆之后的 1 ～ 2 月，分别为其测定体内雌激素和孕激素的含量。试验结果表明，每天坚持喝豆浆的女性，其体内过高的雌孕激素已经明显降低。其原因是豆类食品中含有大量的植物性激素，若每天喝豆浆，豆浆中的植物性激素就能调整女性体内激素含量的高低。

8）各类果品类食物

芒果：女性多食芒果，有预防乳腺癌的作用。研究人员对芒果中的多酚进行了研究，特别是其中的生物活性成分丹宁（与癌症的预防和抑制有关）。丹宁酸是种多酚，带有苦味，葡萄籽和茶叶也含有这种成分。研究发现，细胞分裂周期因多酚而被打破。这可能是芒果预防或抑制癌细胞的一种机制。

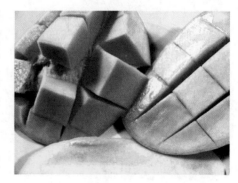

柑橘：柑橘类水果如橘子、柚子、橙子、柠檬、金橘等，都富含维生素 C，可防止亚硝胺生成，适宜胃癌、喉癌、乳腺癌和肺部肿瘤患者食用。

山楂：常用于开胃消食、降低血脂。它能活血化瘀、化滞消积，抑制癌细胞生长。同时山楂富含维生素 C，适宜患有消化道和女性生殖系统癌症如胃癌、乳腺癌患者食用。

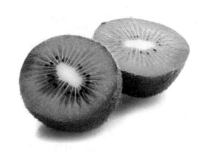

大枣：补脾胃、益气血，富含 β-胡萝卜素与维生素和 B 族维生素等。它含有的三萜类化合物为抗癌有效成分。食用大枣粥、黄芪煨大枣，可增强体质，预防乳腺癌。

猕猴桃：猕猴桃是果中珍品，维生素 C 含量为橘子的 4 ~ 12 倍，苹果的 3 倍，葡萄的 60 倍。其所含的物质可阻断人体内亚硝胺生成，有良好的防癌抗癌作用。

红苹果、葡萄：红苹果等"红皮"水果和蔬菜对乳腺癌有防治作用。"红皮"瓜果蔬菜中所含的某些植物成分，可有效遏制肿瘤细胞中蛋白质的生长，同时还能降低肿瘤细胞对雌激素的反应能力，预防乳腺癌。紫葡萄等也含有该植物成分。

番茄：番茄有预防乳腺癌、抗衰老两重功效。番茄中含有丰富的番茄红素、维生素 C 等营养物质，其中的番茄红素是抗氧化性最强的类胡萝卜素，其抗氧化作用是维生素E的100倍，能保护细胞免遭氧化剂侵蚀，可减缓或阻止乳腺癌、胰腺癌和子宫颈癌等癌变进程。

🧁 4.3.2　乳腺癌术后的饮食原则

1）强调均衡营养，注重扶正补虚

乳腺癌病人"内虚"是疾病发生、发展过程中的主要矛盾。因虚而致癌，因癌而致虚，虚中夹实，以虚为本。食疗目的是保证乳腺癌病人有足够的营养补充，提高机体抗病能力，促进病人的康复，故《内经》说："谷肉果菜，食养尽之，无使过之，伤其正也。"在扶正补虚总则指导下，对乳腺癌病人食疗应做到营养化、多样化、均衡化。正如《内经》所云："五谷为养，五果为助，五畜为益，五菜为充。"失之偏颇，则有害无益。

2）熟悉性味归属，强调辨证施食

乳腺癌与其他疾病一样，病人都有阴阳偏胜、寒热虚实之不同。食物也有寒热温凉、辛甘苦酸咸四气五味之别。热证宜寒凉，寒证宜温热；五味入口，各有所归，甘入脾，辛入肺，咸入肾，苦入心，酸入肝。辛味温散，如生姜、葱白；甘味和缓，如山药、芡实、饴糖；淡味渗利，如冬瓜、薏苡仁；酸味收涩，如乌梅、山楂；咸味软坚，如海藻、昆布、牡蛎等。

3）选择抗癌食品，力求有针对性

药食同源，部分食品兼具食疗抗癌作用，可有针对性地选择应用。如配丁香、柿蒂治疗食管癌、乳腺癌、肝癌等，实验已证实其对致癌病毒引起的小鼠移植性肿瘤有抑制作用。日常生活中的食物如大蒜、豆制品、绿茶等，也都是抗癌的良药。

🧁 4.3.3　乳腺癌保健食谱

金银花蒲公英糊

原料：金银花 30 克，鲜蒲公英 100 克。

做法：先将金银花拣杂，洗净，放入冷水中浸泡 30 分钟，捞起，切成碎末，备用。将鲜蒲公英（带花蕾者亦可）全草择洗干净，切碎，捣烂成泥状，与金银花碎末一同放入砂锅，加清水适量，大火煮沸后，改用小火煎煮成糊状即成。

功效：清热解毒，防癌抗癌。适合于各期乳腺癌。

海带萝卜汤

原料：海带 30 克，白萝卜 250 克。

做法：先将海带用冷水浸泡 12 小时，其间可换水数次，洗净后剖条，切成菱形片备用。将白萝卜放入冷水中浸泡片刻，反复洗净其外皮，连皮及根须切成细条状，与海带菱形片同放入砂锅，加水足量，大火煮沸后改用小火煨至萝卜条酥烂，加精盐、味精、蒜末（或青蒜段），拌匀，淋入麻油即成。佐餐当汤，随意服食，吃萝卜条，饮汤汁，嚼食海带片。

功效：软坚散结，防癌抗癌。适合于各期乳腺癌。

全橘饮

原料：橘叶 30 克，橘皮 20 克，橘核 20 克，橘络 10 克。

做法：先将橘叶、橘皮、橘核敲碎，与橘络同放入砂锅，加水适量，浸泡片刻，煎煮 30 分钟，用洁净纱布过滤，去渣，取滤汁放入容器即成。

功效：疏肝理气，解郁抗癌。适用于乳腺癌初期，对乳腺癌初起未溃者尤为适宜。必须注意乳腺癌已溃者不宜使用。

天门冬绿茶

原料：天门冬 8 克，绿茶 2 克。

做法：先将天门冬拣杂，洗净，晾干或晒干，切成饮片，与绿茶同放入杯中，用沸水冲泡，加盖焖 15 分钟，即可饮用。当茶，频频饮服，一般可冲泡 3 ~ 5 次，饮至最后，天门冬饮片可嚼食咽下。

功效：养阴清火，生津润燥，防癌抗癌。适用于乳腺癌早期患者。

合欢花蒲公英甜茶

原料：合欢花 20 克，蒲公英 80 克，绿茶叶 1 撮，蜜糖适量。

做法：合欢花、蒲公英分别用清水浸洗干净，放入瓦煲内，加入适量清水，先用猛火煲至水滚，然后改用中火继续煲 90 分钟左右。将绿茶放于茶壶内，冲入刚烧滚的合欢花、蒲公英水，去浮沫，至茶叶出味，候水和暖，去渣，加入适量蜜糖，拌匀即可饮用。

功效：清热、疏肝理气。适用于乳腺癌，患者乳房有肿块、不痛不痒，或有情绪忧郁、食欲不振、胸闷不舒等病症。

胡桃枝梢南瓜蒂汤

原料：胡桃枝梢 60 克，南瓜蒂 2 个，益母草 9 克，黄酒适量。

做法：前 3 味煎汤去渣，黄酒冲服。

功效：活血祛淤，消痰散结。适用于乳腺癌属痰淤互结者，乳房肿块硬结、疼痛、乳头渗液等病症。

无花果饮

原料：未成熟无花果 50 克，橙汁 50 毫升，柠檬汁 15 毫升，新鲜牛奶 200 毫升，蜂蜜

20 毫升。

做法：先将未成熟无花果（即采摘个头适中的青皮无花果）用水洗净，连皮、柄一起切片，放入锅内，加水适量，小火熬煮 40 分钟，至果肉、皮、柄等熟烂呈糊状，纱布过滤浓汁。将过滤的残渣再入锅，加水适量继续熬煮 30 分钟，用纱布再过滤浓汁，合并 2 次浓汁，拌匀再煨煮至沸，离火，调入橙汁、柠檬汁及蜂蜜，拌匀即成。

功效：益气补虚，适用于乳腺癌术后神疲乏力、体质虚弱等病症。

薏米粥

原料：薏苡仁 20 克，糯米（或粳米）50 克。

做法：将薏苡仁洗净后，放入锅内，加水 500 毫升，煮至 8 成熟，加入糯米（或粳米）煮成稠粥即可。

功效：化湿消肿，和中运脾。薏苡仁清热渗湿，和胃排毒，薏苡仁所含米仁脂能抗癌。

雪羹汤

原料：荸荠（马蹄）120 克，海蜇 100 克。

做法：先将荸荠削去皮，切成片，海蜇洗净，切碎。锅烧热后加少许油，约四成热，将荸荠、海蜇入锅，略炒后加水，煮沸后加入盐、味精等调味即可食用，喝汤或佐餐。

功效：清化热痰，软坚散结。荸荠含碳水化合物，能化痰软坚；海蜇，含碘、磷、镁、锌等无机盐，软坚清热。清代王孟英《随息居饮食谱》记录用其治"痰浊内结"之"乳岩"、"瘰疬"、"乳癖"等病。

天门冬橘叶饮

原料：天门冬 12 克，橘叶 20 克，红糖适量。

做法：将天门冬、橘叶用水清洗，放砂锅中加水 2 000 毫升，用中火煮沸，约 20 分钟，取汁加入红糖，频饮。

功效：养阴清肝，散结通络。天门冬养阴生津，清热散结，天冬所含天门冬素和天冬碱，有抑制癌细胞的作用；橘叶能疏肝理气，为治乳癖之专药。

[思考与练习]

1. 乳腺癌患者饮食原则有哪些？
2. 乳腺癌患者宜食的食物有哪些？
3. 选择两道乳腺癌保健食谱进行实际操作。

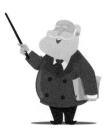

项目 5

大众常见病食疗与保健

项目综述

✧ 任务 1　高血压食疗与保健
✧ 任务 2　高血脂食疗与保健
✧ 任务 3　糖尿病食疗与保健

学习目标

✧ "三高"病症的食疗与保健方法。

学习重点

✧ "三高"病症饮食基本原则。

学习难点

✧ "三高"病症的食疗与保健方法。

建议课时

✧ 6课时。

任务 1　高血压食疗与保健

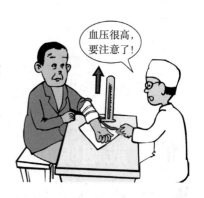

血压很高，要注意了！

高血压是中老年人常见病。世界卫生组织于 1978 年建议高血压的诊断标准：收缩压在 18.7 千帕（140 毫米汞柱）或以下、舒张压在 12.04 千帕（90 毫米汞柱）或以下，为正常成年人血压。如收缩压在 21.3 千帕（160 毫米汞柱）以上和舒张压在 12.6 千帕（95 毫米汞柱）以上者，即为高血压。血压数值在上述正常与高血压之间的，称为临界高血压。

5.1.1　高血压饮食原则

1）低盐

每人每天食盐量应严格控制在 2 ~ 5 克，即约一小匙。食盐量还应减去烹调用的酱油中所含的钠，3 毫升酱油相当于 1 克盐。咸（酱）菜、腐乳、咸肉（蛋）、腌制品、蛤贝类、虾米、皮蛋，以及茼蒿、空心菜等蔬菜含钠均较高，应尽量少吃或不吃。

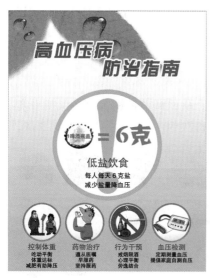

2）补铁

老年高血压患者血浆铁较低，因此多吃豌豆、木耳等富含铁的食物，不但可以降血压，还可预防老年人贫血。

3）果蔬

每天人体需要 B 族维生素、维生素 C，可以通过多吃新鲜蔬菜及水果来满足。每天吃一两个苹果有益于健康，水果还可补充钙、钾、铁、镁等。补钙有利于高血压患者，富含钙的食品如黄豆、葵花子、核桃、牛奶、花生、鱼、虾、红枣、蒜苗、紫菜等。

4）高钾

富含钾的食物进入人体可以对抗钠所引起的升压和血管损伤作用，可在食谱中经常"露面"。这类食物包括豆类、冬菇、杏仁、核桃、花生、土豆、竹笋、瘦肉、鱼、禽肉类，根茎类蔬菜如苋菜、油菜及大葱等，水果如香蕉、枣、桃、橘子等。

5）结构合理

高血压患者应树立正确的膳食观念，在限盐的前提下做到平衡膳食，每天应该摄入一定量的谷物、水果、蔬菜和动物蛋白等。患者可根据"平衡膳食金字塔"来规划自己的一日三餐。高血压饮食安排应少量多餐，避免过饱，高血压患者常较肥胖，必须吃低热能食物，每天主食 150 ~ 250 克，动物性蛋白和植物性蛋白各占 50%。不伴有肾病或痛风病的高血压患者，可多吃大豆、花生、黑木耳或白木耳及水果等。

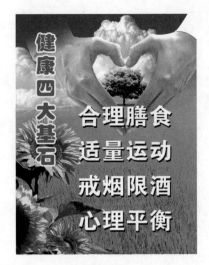

6）饮食宜清淡

提倡素食为主，清淡饮食有助于降低血压。高血压患者宜高维生素、高纤维素、高钙、低脂肪、低胆固醇饮食，提倡多吃粗粮、杂粮、新鲜蔬菜、水果、豆制品、瘦肉、鱼、鸡等食物，提倡多吃植物油，少吃猪油、油腻食品及白糖、辛辣食品、浓茶、咖啡等。

7）戒烟、限酒

烟酒是高血压病的危险因素，嗜烟酒有增加高血压并发心脑血管病的可能，酒还能降低患者对抗高血压药物的反应性。因此，对高血压患者要求戒烟戒酒，戒酒有困难的人也应限制饮酒。

8）科学饮水

水的硬度与高血压的发生有密切联系。硬水中含有较多钙、镁离子，它们是参与血管平滑肌细胞舒缩功能的重要调节物质，如果缺乏易使血管发生痉挛，最终导致血压升高，因此高血压患者应尽量饮用硬水，如泉水、深井水、天然矿泉水等。

🧁 5.1.2　高血压宜食食品

苹果：所含的钾能与体内过剩的钠结合，使之排出体外，从而调节钾钠，使之保持平衡，有利于降低血压。可将苹果洗净后榨出苹果汁，每日 3 次，每次 50 ～ 100 克或每日吃 3 次，每次 250 克，连续食用对高血压患者有益。

山楂：山楂浸出液有使血压缓慢而持久地下降的作用。可以每日用鲜山楂 10 个，捣碎后加冰糖适量，水煎当茶饮。

柿子：是一种优良的降压止血食品。可用柿饼 10 个，水煎，1 日 2 次分食，或用生柿榨汁，以米汤调服半杯，1 日 2 ～ 3 次，适宜高血压患者及伴有中风预兆者。

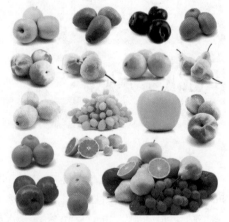

梨子：鲜梨适宜高血压头晕、目眩、耳鸣、心悸者经常食用，有降压、清热、镇静作用。

香蕉：清热利尿、通便、降压，故适宜高血压患者经常食用。患者可每日食用香蕉 1 ～ 2 支，也可用新鲜香蕉皮 30 ～ 60 克，洗净后煎水当茶饮。

葡萄：可经常食用成熟的新鲜葡萄或葡萄干，因葡萄含钾盐较多而含钠量较低，对高血压患者颇为适宜。

西瓜：因为西瓜有利尿作用，可起到降压效果。也可经常吃些西瓜籽，每日 9 ～ 15 克，因为西瓜籽仁中含有一种能降血压的成分，对高血压患者有益。还可选用干西瓜皮和草决明子各 12 克，煎水当茶饮。

莲子心：莲子心 1.5 克，开水冲泡当茶喝，尤其适宜高血压患者头胀、心悸、失眠时食用。莲子心提取的生物碱，有强而持久的降压作用。

荸荠：荸荠 60 ~ 120 克，海蜇 60 克，一同煮水，1 日分 2 ~ 3 次喝汤吃荸荠。也可用荸荠 120 克，海带、海藻各 60 克，煎水喝，对原发性高血压患者尤为适宜。

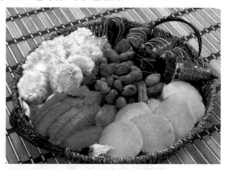

花生：花生有降压和止血功效。尤其适用于高血压患者常食。用生花生米浸泡在米醋中，5 日后开始食用，每天早上嚼服 10 粒。

番茄：有清热解毒、凉血平肝、降低血压的功效。番茄除含大量维生素 C 外，还含有维生素 P，对防治高血压有一定作用。一般人如果坚持每天生食 1 ~ 2 个番茄，对防止高血压大为有利，尤其是高血压伴有眼底出血者更加适宜。

芹菜：生芹菜（以旱芹为优）去根，冷开水洗净，绞汁，加入等量蜂蜜，日服 3 次，每次 40 毫升，服时加温。

茄子：茄子中含有大量维生素 P，特别是紫茄子含维生素 P 更多，它能降低毛细血管的脆性和渗透性，防止微血管破裂，适宜高血压患者服食。

萝卜：有稳定血压、软化血管、降低血脂的作用，可用新鲜白萝卜，洗净后榨取萝卜汁，每次约 50 毫升，1 日 2 次，连饮 1 周，适用于高血压头晕患者。

茭白：可用新鲜茭白 30 ~ 60 克，同等量旱芹菜煎水，适宜高血压之人常饮，有降压功效。

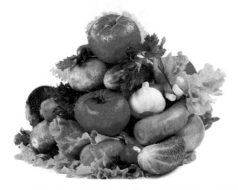

洋葱：洋葱几乎不含脂肪，且能减少外周血管阻力，对抗体内儿茶酚胺等升压物质的作用，还能保持体内钠盐排泄，从而使血压下降。此外，洋葱皮中所含的芦丁，能使毛细血管保持正常机能，具有强化血管的作用，对预防高血压和脑出血有益。

茼蒿：含有一种特殊的芳香气味，所含氨基酸和挥发性精油能令人头脑清醒，兼有降血压作用。可用新鲜茼蒿适量，洗净后切碎，然后捣取茼蒿汁数毫升，加入适量温水服用，对高血压头昏者尤为适宜。

菠菜：具有活血脉、通胃肠、开胸膈、止烦渴的作用。用新鲜菠菜 250 克，洗净，然后放入开水中烫泡，约 3 分钟后取出，切碎，以麻油拌食。经常食用对高血压伴头痛、面红、目赤者有益。

青芦笋：它所含的有效成分具有降低血压、加强心肌收缩、扩张血管和利尿作用，对高血压及动脉硬化之人尤为适宜。可将新鲜芦笋煮熟后捣烂成泥状，置冰箱内储存，每天吃几次，每次 1 汤匙，加水稀释后冷饮或热饮。亦可将芦笋配入其他素菜炒食。

黄瓜：含有较多的钾盐，有利尿和降血压的作用，能清热解暑，尤其适宜高血压之人夏天服食，可切片煨汤，可如常法素烧，也可洗净后生食，但高血压之人不宜多食腌制过咸的黄瓜酱菜。

海带：海带提取物褐藻氨酸，是一种降压有效成分，经动物试验证实有降血压作用。食用海带必须浸泡 24 小时以上，因为市售海带含砷量较高，往往高于国家食品卫生标准的

30～40倍。砷是一种毒性很高的化学物质，经清水浸泡一昼夜后，干海带中的含砷量就可大为减少，达到国家食品卫生标准。

紫菜：有降低血压、防治动脉硬化和脑出血的功效。最常见的食用方法是用紫菜烧汤喝。

海藻：海藻有较明显持久的降低血压作用。可用海藻煎水常服，或与紫菜、海带等交替食用，可防治高血压，适宜高血压肝阳上亢型者服食。

裙带菜：常吃裙带菜可以使血液净化和血压稳定，预防高血压。可将裙带菜作为腌、拌、煮和熬汤的食材。

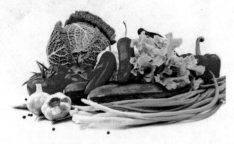

香菇：香菇中含有一种核糖类物质，它可防治动脉硬化和降低血压，故适宜高血压患者经常食用。可配合其他降血压食品如芹菜、黑木耳、萝卜、番茄、芦笋等一同食用更好。

金针菇：是一种高钾低钠食品，适宜高血压之人做汤或炒食，也可做火锅中的配料。还宜将金针菇洗净后置沸水中烫一下，捞起后切细，加入麻油、酱油拌匀作为冷盘食用。

草菇：可将草菇洗后清炒、单烩或做汤食用，尤其适宜高血压患者夏季暑热天气时服食，因为草菇亦属消暑佳蔬。

米醋：用米醋适量，放入冰糖500克，浸泡溶化后，于饭后服1汤匙。也有用米醋适量，每晚放入10粒花生于醋内浸泡，至第二天早晨连醋一同吃下，连吃10～15天为1疗程。

蜂蜜：蜂蜜和蜂乳对高血压有较好的治疗作用。可用蜂蜜约3汤匙，兑入温开水中冲服，1日2次，或每次服用蜂乳5毫升，早晚空腹温服2次，有很好的降血压作用。

豆浆：长期食用豆浆和豆制品，不会使血液中胆固醇增高，故适宜高血压患者服食。

绿豆：绿豆配海带各60克，浸泡后共入锅内加清水，用文火煮沸至绿豆熟烂，每日吃1次，连吃2个月为1疗程。或用绿豆配黑芝麻各500克，共炒熟研粉，每次服50克，每日吃2次。

木耳：无论是黑木耳还是白木耳，均适宜高血压患者常食。可以用银耳10克，冰糖10克，炖服或煨烂后食用。也可用黑木耳6克，清水浸泡一夜，蒸1小时，加冰糖适量，临睡前服，这对高血压患者伴有眼底出血时更为适宜。

芝麻：含有丰富的不饱和脂肪酸，可阻止动脉硬化，防止心血管疾病。用芝麻、醋、蜂蜜各30克，鸡蛋清1只，混合均匀，日服3次，2日服完，常服有效。

橘子：性凉，味甘酸，能行气化痰。长年食用橘子对高血压病有防治作用。因此，高血压患者常食颇宜。

胡萝卜：胡萝卜有降低血压的作用。高血压患者饮胡萝卜汁，可使血压降低，而且患者从尿中排泄出来的钾最多。钾的多少与血压高低有关。胡萝卜中含有"琥珀酸钾盐"是降低血压的有效成分。

马齿苋：马齿苋中富含钾盐，这是很重要的无机盐之一，高钾饮食有降低血压和兴奋心肌的生理效应。从马齿苋中摄入的钾可直接作用于血管壁上，对血管壁起扩张作用，阻止动脉管壁增厚，从而降低血压和中风发生率。所以，高血压患者常食颇宜。

🧁 5.1.3　高血压忌食食品

牛髓：甘温补虚之物，是为一种高脂肪、高胆固醇食品。凡高血压病、高血脂症及动脉硬化症的心血管疾病之人切忌多食。

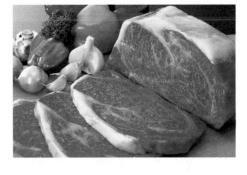

狗肉：温补性食物，易助热动火。凡高血压、中风后遗症、严重心脏病、心律失常、甲亢者不宜食用。

羊髓：羊的脑髓中胆固醇含量颇高，故对血压高、血脂（尤其是胆固醇）高者不宜多食常食。

肥猪肉：肥肉含动物性脂肪特别高，可高达90.8%，多吃肥肉易使人体脂肪蓄积，身体肥胖，血脂升高，以致动脉硬化，长期血压偏高者忌吃肥猪肉。

猪肝：猪肝中胆固醇含量较高，每100克猪肝中含胆固醇约368毫克，常吃多吃猪肝对高血压及高血脂不利，故应适当忌吃为妥。

猪肾：俗称猪腰子。虽有补肾之功，但含胆固醇量颇高。每100克猪腰子中含胆固醇405毫克，比猪肝还多。高血压患者不宜多吃。

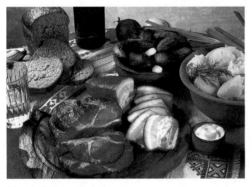

鸡肉：性温，味甘，肥腻壅滞的食物。《随息居饮食谱》说："多食生热动风，诸风病皆忌之"。《饮食须知》亦云："鸡肉，善发风助肝火。"由于鸡肉性温助热易动风，尤易引起内中风，故高血压者及有中风先兆之人忌食之，尤其忌吃公鸡的头、翅、爪。

鸭蛋：由于鸭蛋（尤其是鸭蛋黄）所含的胆固醇量极高，故心血管疾病者皆不宜多食。《随息居饮食谱》说："鸭卵，滞气甚于鸡子，诸病皆不可食。"

胡椒：胡椒辛热、性燥，辛走气，热助火。如高血压患者身体壮实，肝火偏旺，或阴虚有火，内热素盛者，不宜多食。

人参：性温，味甘苦，为温补强壮剂，有助热上火之弊。当高血压患者出现血压升高、头昏、头胀、头痛、性情急躁、面红目赤之时，切勿食之。一般来说，凡高血压患者没有气虚体弱之状，或体质尚佳者，皆不宜食。包括冠心病、动脉硬化症、高血压患者都当忌之。

此外，血压升高者还应忌吃各种蛋黄、动物脑、肝、肾，以及肥肉、猪油、虾等高脂肪、高胆固醇食物，也忌吃白酒、咸菜、香烟、辣椒等。

🧁 5.1.4　高血压保健食谱

杜仲炒黑木耳

原料：木耳（水发）150克，莴笋300克，杜仲25克，料酒10克，姜5克，大葱10克，盐3克，鸡精2克，植物油35克。

做法：将杜仲去粗皮，润透后切成丝后炒焦；黑木耳用45度温水发透，去蒂，撕成瓣状；莴苣去皮后切成3厘米见方的薄片；姜切成片，葱切成段；将炒锅置武火上烧热后，加入素油，待油烧至六成热时，加入姜片、葱段爆香；再放入黑木耳、莴苣、杜仲、料酒炒熟，加食盐、鸡精即成。

功效：补肝肾、凉血止血，适于腰痛、高血压病等患者食用。

怀山炒豆芽

原料：绿豆芽200克，山药（干）20克，竹荪（干）50克，大葱10克，姜5克，盐5克，植物油30克。

做法：将竹荪用清水发透，洗净并撕成条；豆芽洗净去须根；怀山洗净后上笼蒸软，切成丝；姜切成片，葱切成段；将锅置武火上烧热后加入素油，待油烧至六成热时，加入姜片、葱段爆香；随即放入豆芽、竹荪、怀山丝、盐炒至断生即成。

功效：清热解毒，降低血压，适于肝肾阴虚型高血压患者食用。

马蹄海蜇汤

原料：海蜇头120克，荸荠250克，盐3克。

做法：将马蹄洗净，去皮；海蜇用水漂洗干净；把全部用料一齐放入锅内，加清水适量，文火煮3小时，调味即可。

功效：清热化痰、生津润燥；高血压病属肝热有痰，痰火上扰者，症见头痛头晕，耳鸣目胀，心中烦热，烦扰不安，夜睡不宁，口苦口渴，小便微黄，大便干结，舌红，脉虚弱；而脾胃虚寒之大便溏泄者不宜饮用本汤。

赤小豆白菜汤

原料：白菜200克，赤小豆30克，大葱10克，生姜5克，食盐2克，植物油25克。

做法：将赤小豆去杂质，洗净；白菜洗净后切成6厘米长的段；生姜切成片，葱切成段；将炒锅置武火上，加入素油，待油烧至六成熟；加入姜片、葱段爆香，加入1000毫升清水，放入赤小豆煮40分钟；再放入白菜煮至断生，加盐即成。

功效：清热解毒，利水降压，适于肝阴虚型高血压患者食用；

薏苡仁党参粥

原料：大米200克，薏苡仁30克，党参15克。

做法：将薏苡仁洗净后去除杂质；党参洗净切成片；大米淘洗干净；把大米、薏苡仁、党参置于锅中，加入1000毫升清水，置武火上烧沸；再改用文火熬煮45分钟即成。每日1次，早餐食用。

功效：健脾利湿、补气补血，适于气虚湿阻型高血压患者食用。

山楂菊花代茶饮

原料：山楂12克、杭菊花9克。

做法：两种原料开水沏，代茶饮。

功效：高血压病、冠心病者均可常服。

菊槐绿茶饮

原料：杭菊花、槐花各6克，绿茶3克。

做法：两种原料开水沏，代茶饮。

功效：高血压病、冠心病者均可常服。

双耳汤

原料：银耳、黑木耳各 12 克。

做法：两种原料以温水浸泡，洗净后放入碗中，加适量水和冰糖，置锅中蒸 1 小时后取出，吃银耳、黑木耳，饮汤，每日 2 次。

功效：适用于高血压病、动脉硬化或兼有眼底出血者。

芹菜大枣汤

原料：鲜芹菜（下部茎段）60 克、大枣 30 克。

做法：两种原料加水适量煎汤服。每日分 2 次服用，可连续服 1 月以上。

功效：适用于高血压病患者。

山楂决明汤

原料：山楂、决明子各 15 克。

做法：两种原料加水适量，煎汤服，或开水沏代茶饮。

功效：适用于高血压病兼便秘者。大便不秘结时决明子量宜酌减。

菊花山楂粥

原料：干菊花（去蒂）、山楂片各 12 克，研为粉末。粳米 60 克，冰糖少许。

做法：粳米、冰糖加水 500 克，煮至米开而汤未稠时，调入菊花、山楂末，然后改文火煎煮片刻，粥稠火停，盖紧焖 5 分钟，待稍温服食，每日 2 次。

功效：适用于高血压病、冠心病者，冬季停服。

海带绿豆汤

原料：绿豆 90 克，海带 45 克。

做法：两种原料加水及冰糖适量，煮开后改文火，待绿豆、海带煮烂，食用。

功效：预防高血压病。

[思考与练习]

1. 高血压患者的饮食原则有哪些？
2. 高血压患者宜用的食物有哪些？
3. 选择两道高血压保健食谱进行实际操作。

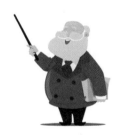

任务 2 高血脂食疗与保健

血脂是人体血浆内所含脂质的总称，其中包括胆固醇、甘油三酯、胆固醇脂、β - 脂蛋白酸等。当血清胆固醇超过正常值 230 毫克 /100 毫升，甘油三酯超过 140 毫克／100 毫升，β - 脂蛋白超过 390 毫克／100 毫升以上时，即可称为高血脂症。若仅是胆固醇增高者，又可称为高胆固醇血症。高血脂症可以引起全身性疾病，如动脉粥样硬化、糖尿病、肥胖症、胆石症、脂肪肝、胰腺炎、肾病综合征等。人体血脂增高，主要原因之一是摄入过多含脂肪或含高胆固醇的食物。

🧁 5.2.1　高血脂饮食原则

低热量：有部分高血脂患者体型肥胖，因此，减少总热量是主要的减肥方法，每周降低体重 0.5 ~ 1 千克合适。

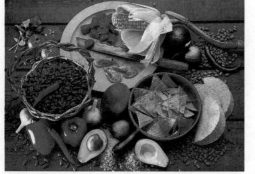

低脂：低胆固醇饮食：血中甘油三酯受饮食影响较大，而胆固醇受饮食的影响相对要小。但长期大量进食高胆固醇的物质如蛋黄、动物内脏、脑等，也可以导致高血脂。

减少脂肪摄入量是控制热量的基础。限制胆固醇的摄入量。胆固醇是人体必不可少的物质，但摄入过多的确害处不少，膳食中的胆固醇每日不超过 300 毫克。供给充足的蛋白质。适当减少碳水化合物的摄入量。多吃富含维生素、无机盐和纤维素的食物。

🧁 5.2.2　高血脂宜用食品

玉米：可用玉米磨粉同粳米煮粥食用，也可用玉米粉做成馒头、糕饼等服食。目前，盛行吃玉米粉粥作为食疗以治疗高血脂症，因为玉米中含有较丰富不饱和脂肪酸的油脂，是一种天然的胆固醇吸收抑制剂。

燕麦：可用燕麦作为原料加工成燕麦片、燕麦饼干糕点、膨化燕麦食品、速食燕麦片等。燕麦含丰富的不饱和脂肪酸以及维生素，对高血脂症患者尤宜。

南瓜：可作为副食品食用，亦可以之代粮，同大米煮粥吃，或切片蒸食，或切成小块同米煮饭吃。南瓜含有大量果胶，能延缓人体对脂质的吸收，并且还能和体内过剩的胆固醇黏结在一起，从而降低血液中胆固醇的含量。

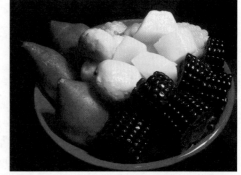

粗粮组合

芝麻：黑芝麻 30 克，碾细，加粳米 100 克，同煮为粥，分早晚 2 次空腹食用。亦可仿照古代"抱朴子法"，即用黑芝麻 2.5 ~ 5 千克，淘净蒸熟，晒干，用水淘去沫再蒸，反复九蒸九晒，以汤脱去皮，簸净，炒香为末。再用白蜜或枣泥调和为丸，如玻璃弹子大小。每日空腹嚼食 3 次，每次 1 丸。民间也多用黑芝麻炒熟后研末作馅心，包成汤圆、米、凉食用。或用黑芝麻粉、粳米粉、白糖一同制成黑芝麻糊冲服。芝麻可称为天然降脂抗老食品，因为芝麻中含有多达 60% 的不饱和脂肪酸和丰富的维生素 E，长期食用，不仅可以降低血脂，还能延年益寿。

黄豆：黄豆无论制作成豆浆、豆腐等豆制品，或是直接将黄豆煮食，均为高血脂症的理想保健食物。因为黄豆属一种高植物蛋白食品，其蛋白质含量高而且所含蛋白质中包括人体不能合成的 8 种必需氨基酸，可谓营养价值极高。黄豆几乎不含胆固醇，只含有少量豆固醇，有抑制机体吸收动物食品所含胆固醇的作用。不仅如此，大豆油脂属于不饱和双烯脂肪酸，即亚油酸。大豆还含有皂甙，能降低血液中胆固醇的含量，进食大豆后，还可将中性胆固醇从粪便中排出的量增加。每人每日或隔日能吃豆类 50 ~ 100 克，每月进食豆类 1 000 克以上，便有明显降低血胆固醇值的作用，坚持补充进食豆类 1 ~ 3 个月后，即可见到效果。

豌豆苗：可用鲜嫩豌豆苗适量，洗净后用素油炒食。或用鲜嫩豌豆苗一把，洗净后捣烂，布包榨汁，每次 50 毫升，兑入温开水服用，每日 2 次。豌豆苗含丰富的钙、磷和蛋白质与维生素，对高血脂症和高血压病患者颇宜。

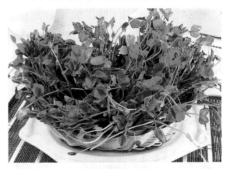

苹果：可每日吃 3 次，每次吃 1 ~ 2 个。苹果中含较多纤维素，常吃苹果，能使肠道内胆固醇含量减少，防止血清胆固醇增高。

山楂：山楂 10 克，配合白菊花，炒决明子各 10 克煎水代茶饮。同时每次服用维生素 C 0.2 克，每日 3 次，连食 3 月，对高血脂症和高胆固醇血症者尤为适宜。动物实验证明，以山楂粉口服，对家兔实验性高血脂症有降低胆固醇和脂蛋白的作用。

葵花子：经常食用葵花子，有降低血清胆固醇的功效。向日葵种子的总磷脂部分对动物急性高血脂症和慢性高胆固醇血症有明显预防作用。

花生：可将生花生米浸泡在米醋中，5 日后开始食用，每天早晨吃 10 ~ 15 粒。花生不仅营养价值高，属于一种降胆固醇食品。长期食用醋泡花生，有良好的降血脂作用。

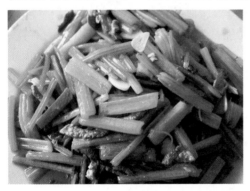

芹菜：除用常法炒食芹菜外，还可用生芹菜 300 克，洗净后连同根、茎、叶一并打烂绞汁或榨取新鲜芹菜汁，然后加入蜂蜜 150 克，分作 3 次，加入温开水服食，7 ~ 10 天为 1 疗程。经常食用芹菜，有降低血脂和降低胆固醇的效果。

紫茄：可将茄子洗后切块红烧，或切丝清炒，也可将紫茄子洗净后放在米饭锅内蒸熟，取出后拌入大蒜泥、酱油、味精、麻油，调和均匀后食用。据药理实验证实，紫茄子能降低人的血胆固醇水平，纤维中的皂甙具有降低血清胆固醇的效果。

萝卜：用新鲜萝卜当水果食用，也可煎水代茶，或煨汤，或凉拌，或红烧。萝卜中含有大量维生素 C，对高血脂症、高胆固醇血症以及高血压、冠心病之人尤为适宜。

洋葱：可以生食，也可炒食，还有人用洋葱来做沙拉。健康男性口服 60 克油煎洋葱，能抑制高脂肪饮食引起的血浆胆固醇升高。洋葱汁、洋葱精油均有防止高脂肪饮食诱发血中胆固醇升高的作用，其降血脂作用比降血脂药物还要强。

大蒜：鲜嫩大蒜头 500 克，放入醋适量，以能浸没为度，再加入红糖 100 克，浸泡在糖醋中，半个月后食用，每日 2 ~ 3 次，每次吃 1 ~ 2 个大蒜头。大蒜能降低血液中的胆固醇。

黄瓜：可生吃、凉拌、炒菜，也可做汤，还可腌渍和酱制。高血脂患者宜食糖醋黄瓜，取嫩黄瓜 300 克，白糖 50 克，香醋 30 克，大蒜头 1 枚。先将黄瓜洗净，切成薄片，用细盐稍稍腌一下，取出后挤去水分，放入盘中，然后将香醋、白糖及少许味精拌浇在黄瓜上，最后将大蒜泥和入，即可食用。黄瓜中娇嫩的细纤维素可促进肠道中腐败食物的排泄，并能降低胆固醇。

海带：可以做汤、烧肉、炒菜，还可以拌菜食用。在食用油腻过多的动物脂肪膳食中掺点海带，可减少脂肪在体内的积存，使脂肪在人体内的蓄积趋向于皮下和肌肉组织中，同时可使血液中的胆固醇含量显著降低。

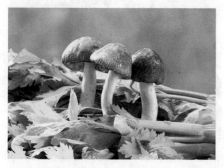

香菇：可炒、炖、煨、烧，既可单独烹食，也可配合其他降血脂食物做菜。香菇可有效抑制血清和肝脏中胆固醇的上升。高血脂症患者在连续食用香菇 3 ~ 4 个月后，甘油三酯、磷脂、总脂均有所下降。

金针菇：可将金针菇洗净，置沸水中烫一下，捞出后加入麻油、酱油、少许细盐、味精等调料，作冷盘食用。金针菇有降血脂的作用。

草菇：可配合其他蔬菜炒食，其营养价值较高，含大量的维生素 C 和蛋白质，而脂肪含量低，又不含胆固醇，同时还具有降低血中胆固醇的作用，所以，草菇是高血脂症和高胆固醇血症的理想保健食品。

茶叶：高血脂症患者适宜常饮茶。茶叶有增加血管弹性，降低血中胆固醇，防止肝中脂肪积累的作用。

松子仁：松子仁中含有丰富的不饱和脂肪酸，有降低血清胆固醇和甘油三酯等作用，可有效地预防高血脂的形成。因此，血脂偏高的人宜常吃些松子仁。

竹笋：性凉，味甘，《本草纲目拾遗》说："利九窍，通血脉，化痰，消食胀。"《随息居饮食谱》认为："笋，降浊升清，开膈消痰。"这些功能都对消除和改善高血脂症颇为有益。现代营养学认为，它是一种高蛋白、低脂肪、低淀粉、多纤维的食品，因此，凡高血脂症和高胆固醇血症患者宜常食之。

黑木耳：黑木耳有防治高血脂症的作用，其降低血脂作用可能与黑木耳富含利于降血脂和抗动脉硬化的粗纤维和亚油酸有关，总之凡患有高血脂、高血压、冠心病及动脉硬化症的病人，皆宜经常服食黑木耳。

🧁 5.2.3　高血脂症忌用食品

牛髓：是一种高脂肪食物，每 100 克的牛髓中含动物性脂肪量高达 95.8 克，胆固醇含量也较高。因此，高血脂症或高胆固醇血症患者切忌多食，牛脑的胆固醇含量也极高，每100 克牛脑中胆固醇含量高达 2 670 毫克，所以也当忌食。

羊肝：为动物内脏性食物，虽有补肝养血作用，但动物内脏所含胆固醇含量偏高，故不宜多食，凡高血脂症患者尤其是高胆固醇血症，更当忌食羊肝。羊脑中胆固醇含量也极高，每 100 克羊脑中含 2 099 毫克的胆固醇，故忌食为妥。

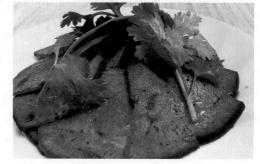

猪脑：动物的脑所含胆固醇量均较高，尤其

是猪脑更是排列第一，每 100 克猪脑中含有胆固醇量为 3 100 毫克，是猪肥肉所含胆固醇量的 30 倍，所以，凡高血脂症尤其是高胆固醇血症之人，切忌多食。

猪肾：俗称猪腰子，虽有补肾作用，但胆固醇含量颇高，每 100 克猪肾含胆固醇为 405 毫克，故高胆固醇血症患者忌食之。

猪肥肉：属高脂肪食品，每 100 克猪肥肉中所含脂肪量为 90.8 克，其含量超过猪油，因猪油脂肪含量仅占 90%。高血脂症患者切忌多吃常吃猪肥肉及猪油之类食物。

鸡蛋：高胆固醇食品，每 100 克鸡蛋中含胆固醇 680 毫克，尤其是鸡蛋黄，其含量更高，达 1 705 毫克。患有高血脂症及高胆固醇血症的人忌吃鸡蛋，更忌吃鸡蛋黄。

鸭蛋：在各类禽蛋中，虽然鸭蛋所含胆固醇偏低，但每 100 克中也含 634 毫克，而鸭蛋黄中含量高达 1 522 毫克，特别是咸鸭蛋黄，其胆固醇含量更高，可达 2 110 毫克。因此，凡高血脂症和高胆固醇血症之人忌吃鸭蛋和鸭蛋黄，更不宜多吃常吃咸鸭蛋黄。

鹅蛋：在各类禽蛋中，鹅蛋所含胆固醇偏高，每 100 克鹅蛋可含胆固醇 704 毫克，而鹅蛋黄中的含量更高达 1 813 毫克。因此，高胆固醇血症之人忌食之。

鹌鹑蛋：其蛋虽小，但胆固醇含量依然偏高，每 100 克鹌鹑蛋中，胆固醇含量约为 674 毫克，其蛋黄含量也高达 1 674 毫克。因此，凡患有高胆固醇血症之人各种禽蛋皆不宜吃，尤其是蛋黄更当忌之，鹌鹑蛋也不例外。

羊髓：由于羊的脑脊髓中脂肪以及胆固醇含量颇高。因此，体质强壮而又患有高血脂症之人不宜多吃常吃，以防加重病情。

猪肝：猪肝中胆固醇含量颇高，每 100 克含有 368 毫克胆固醇，是肥猪肉中胆固醇含量的 3 倍多。因此，患有高血脂症，尤其是高胆固醇血症之人忌食之。

虾：能补肾壮阳，但虾又是一种高胆固醇食品，每 100 克虾肉中含有胆固醇 896 毫克，比鸡蛋鸭蛋还要高。所以，高血脂症患者尤其是高胆固醇血症之人不宜多吃。

5.2.4 高血脂症保健食谱

木耳炖豆腐

原料：水发木耳 100 克，豆腐 500 克。

做法：木耳去杂洗净，撕成小片；豆腐切成片。待锅内油热后，投入葱姜煸香，加入豆腐、木耳、食盐、味精和适量水，武火烧沸后，改为文火炖至豆腐入味即成。

功效：防治高血脂。

山楂炖桂圆

原料：山楂 10 克、桂圆 6 颗。

做法：桂圆剥皮洗净。水煮沸后将山楂和桂圆倒入炖煮，放入冰糖，煮 15 分钟即可。

功效：防治高血脂。

海带绿豆汤

原料：海带 150 克，绿豆 150 克，食盐少许。

做法：将海带浸泡、洗净切块，然后与绿豆共煮至豆烂，最后加入少许食盐即可。

功效：防治高血脂。

香菇首乌粥

原料：干香菇 30 克，何首乌 12 克，粳米 100 克。

做法：将香菇提前泡发，洗净切成小块；何首乌研为细末，与粳米同入锅，加水适量，文火煮粥，快熟时加入香菇，代早餐服食。

功效：防治高血脂。

木耳山楂粥

原料：木耳 10 克，山楂 30 克，粳米 100 克。

做法：将木耳泡发洗净，与山楂、粳米同放砂锅内，加水适量，煮粥，代早餐空腹服食。

功效：防治高血脂。

泽泻荷叶粥

原料：泽泻 20 克，荷叶 15 克，粳米 100 克。

做法：泽泻研成细粉，与荷叶、粳米一同入锅，熬煮成稀粥，熟后加入白糖适量调味，代早餐服食。

功效：防治高血脂。

山楂冬瓜汤

原料：干山楂 25 克或鲜山楂 15 克，冬瓜 100 克。

做法：将山楂、冬瓜连皮切片，加水适量煎煮 20 分钟即可，吃山楂、冬瓜，喝汤，每日 1 剂。

功效：防治高血脂。

玉米粥

原料：粳米 100 克，玉米粉 50 克。

做法：粳米洗净入锅，加水 500 毫升，煮至米开花，调入玉米粉，再稍煮片刻即成，每日分 3 次服食。

功效：防治高血脂。

豆浆粥

原料：豆浆 500 毫升，粳米 50 克，砂糖适量。

做法：将豆浆、粳米、砂糖同放入砂锅煮至成粥，每日早晚温热食。

功效：防治高血脂。

芝麻桑葚糊

原料：黑芝麻、桑葚各 60 克，大米 50 克，白糖 10 克。

做法：黑芝麻、桑葚、大米洗净捣碎入砂锅内，加清水煮成糊状，再加白糖调服，每日 2 次。

功效：防治高血脂。

山楂银菊饮

原料：山楂、银花、菊花各 25 克。

做法：上述原料放入茶杯内，冲入开水，加盖焖片刻饮用，每日 3 次或代茶频饮。

功效：防治高血脂。

石苇大枣汤

原料：石苇 30 克，大枣 10 克。

做法：石苇用清水洗干净，大枣掰开。将石苇、大枣加水浸没后，先武火后文火，煮沸 20 分钟左右，过滤，饮汤吃枣。每天早、晚各食一碗。

功效：利尿除热、降压降脂，适用于原发性高血压病伴肥胖、血脂偏高者。

山楂肉桂汤

原料：山楂 15 克，肉桂 6 克，红糖 25 克。

做法：山楂洗净备用，锅中加适量水，放入山楂和肉桂，用小火煲 30 分钟去渣，加红糖即可，温服。

功效：温肾壮阳、通经脉、祛寒止痛、和中散寒、温经活血，对高血脂症偏阳虚者有效。

山楂莲子汤

原料：山楂 20 克，莲子 10 克，白糖适量。

做法：莲子洗净去芯，山楂洗净备用。莲子用沸水煮 20 分钟，然后下山楂，中火煮 30 分钟，放白糖再煲 5 分钟，待糖溶化即可。

功效：降脂降压、活血消积、宁心安神，适用于高血压病伴失眠、血脂增高者。

素烩三菇

原料：冬菇、蘑菇、草菇各 25 克，嫩玉米、笋片各 50 克，鲜汤适量，粉芡、调料各少许。

做法：将冬菇、蘑菇、草菇泡发，洗净，入油锅煸炒，然后加入鲜汤、嫩玉米、笋片同煮，待熟后再加入粉芡和调料（盐、味精等），翻炒片刻即可，佐餐食。

功效：降压降脂、健脾益气、通便润肠，适用于高血脂症伴便秘者。

双耳炒豆腐

原料：鲜豆腐 300 ～ 500 克，木耳 15 克，银耳 15 克，鲜肉汤适量，豆腐乳、胡椒粉、香菜、油、食盐、味精各少许。

做法：将木耳、银耳泡发，洗净，去杂质，在油锅中略爆炒，香菜洗净切碎，豆腐洗净，切成 2 厘米见方小块，放入油锅与豆腐乳煎炒，然后加入木耳、银耳、鲜汤、香菜、胡椒粉、盐及味精，煮透即可，佐餐食。

功效：滋阴补血、降脂降压。

三七首乌粥

原料：三七 5 克，何首乌 30 ～ 60 克，大米 100 克，红枣 2 枚，白糖适量。

做法：将三七、何首乌洗净，放入砂锅内煎取浓汁；将大米、红枣、白糖放入砂锅中，加水适量，先煮成稀粥，然后放入药汁，轻轻搅匀，文火烧至翻滚，见粥汤稠黏停火，盖紧锅盖焖 5 分钟即可。早、晚餐温热顿服。

功效：强心、降脂、降压，适用于高血压病、血脂偏高、胸闷或伴心绞痛、头晕眼花、舌暗有淤斑、脉细涩者。

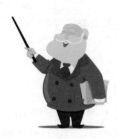

[思考与练习]

1. 高血脂患者宜用的食物有哪些?
2. 高血脂患者忌用的食物有哪些?
3. 选择两道高血脂保健食谱进行实际操作。

 任务 3　糖尿病食疗与保健

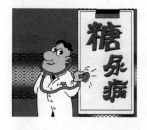
　　糖尿病是由于体内胰岛素相对或绝对不足所致的一种常见病,典型病例有多饮、多尿、多食、消瘦(体重减少)而乏力,即所谓"三多一少"症状。也有不少病例仅有"一多"或根本没有"三多"的症状,但检查空腹血糖超过 6.1 毫摩尔／升。中医称糖尿病为消渴,认为其发病由内热化燥、伤津耗液、阴虚火旺所致。

5.3.1　糖尿病饮食原则

1)一日三餐合理

糖类:高糖饮食可改善糖耐量,也不增加胰岛素供给,还可提高胰岛素敏感性,但糖类不宜太高,过高可使血糖升高而增加胰岛素负担,太低容易引起脂肪过度分解,易导致酮症酸中毒,所以供给量应合理。

蛋白质:成人每日供给量为 1 ~ 1.2 克／千克,其中 1/3 为优质蛋白,因糖尿病患者体内糖异生旺盛,蛋白质消耗量大于常人,同时,蛋白质在胃中停留时间较长,容易有饱腹感,故供给量应充足,对有合并症的患者,如胃肠消化吸收不良、结核病等病时,供给量应适当提高。尿毒症、肝昏迷等合并症则应限制摄入量。

脂肪:摄入量不宜过多,限制在总热能的 30% 以下,每日不超过 60 克,烹调用油不超过 25 克。糖尿病患者要选择含不饱和脂肪酸的植物油,其可降低血脂,预防动脉硬化。

2)膳食纤维充足

高膳食纤维饮食者的空腹血糖或糖耐量曲线均低于低膳食纤维饮食的患者。膳食纤维作用机理尚未明了,一般认为可溶性膳食纤维可在胃肠道吸收水分形成凝胶,减缓食物吸收速度,从而降低餐后血糖。同时,高膳食纤维食物进食时需较长时间咀嚼,也可延缓胃排空时间,增加饱腹感,减少食物摄入量。低膳食纤维饮食时,胰岛素下降。说明膳食纤维能刺激胰岛素释放,推荐患者每日摄入量为 20 ~ 35 克。

3)微量元素充足

患者体内糖异生作用旺盛,B 族维生素消耗增多,应及时补充以改善神经症状;维生素C 可防止微血管病变,大剂量时也可降血糖。锌能协助葡萄糖在细胞膜上转运,促进胰岛素原转变成胰岛素,并延长其降糖时间,推荐患者每日摄入量为 10 ~ 20 毫克,锌的主要来源有牡蛎、干豆、肉类、蛋类、鱼类等。铬对糖类有直接作用，能促进蛋白质合成，抑制脂肪合成，可与烟酸氨基酸构成"葡萄糖耐量因子"（GTF），可增强胰岛素作用，降低血糖，改善糖耐量。推荐患者每日摄入量为 20 ~ 50 毫克，可从粗粮、肉类、酵母中获得。摄入适量硒可防治糖尿病血管病变，推荐患者每日摄入量为 30 ~ 50 毫克。海产品、肉、大米、谷物中含硒较高。

4）生活起居合理

定时、定量、有规律用餐，吃药、运动、工作等行为对患者尤为重要，如不慎进食过多，应据情况加药或下餐少食。新增疾病或遇手术等意外时，则必须调整饮食与用药。出差时应携带方便食品以防用餐不定时。患者在很多情况下会出现低血糖，此时，立即饮用易于吸收的果汁、糖水或少量糖果以缓解症状，使其正常后再做其他处理，但不可常用此法，否则需请医生调整饮食或药物。以下情况易发生低血糖：空腹晨练、晚饭后至睡前长时间工作、从事高强度工作。

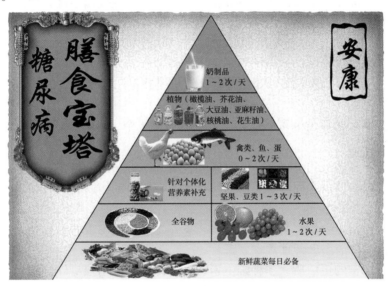

🧁5.3.2　糖尿病宜用食品

南瓜：适宜作为糖尿病患者的特效食品。南瓜的碳水化合物主要是淀粉和糖，可作为粮食代用品。南瓜含有大量的维生素 A，使胰脏机能增强，促进胰岛素分泌，改善体质，故对糖尿病有效。每天可用鲜南瓜 250 ~ 500 克，加水煮熟食用，分两次食完，疗程不限。

苦瓜：性寒，其味甘中带苦。它含有一种胰岛素样的物质，叫"多肽"，具有同胰岛素一样的效果，适宜糖尿病患者食用，有明显降糖作用。可用新鲜苦瓜做菜吃，每餐 100 克，1 日 3 次。国内一些医药单位已将苦瓜制成干粉、片剂或胶囊等剂型。

西瓜皮：糖尿病患者口渴、小便混浊者，宜吃西瓜皮，有清热、解渴、利尿作用。可用新鲜西瓜皮炒熟作菜，也可与冬瓜皮等量煎汤喝。

冬瓜：味道清淡，肉质柔软，有独特的清凉感，能清热解毒，是糖尿病患者理想的菜蔬。可用冬瓜 1 千克，略加水煮熟，绞取汁常服。民间药用的冬瓜水，是将冬瓜连皮切碎，放入瓦罐中存放 1 年以上，供糖尿病患者饮用。

冬瓜皮：消渴不止，小便多的糖尿病患者宜多食冬瓜皮，有止渴作用。民间常以新鲜冬瓜皮 50～100 克，配合麦门冬 30～60 克，黄连 5～10 克，一同煎沸，1 日分 2～3 次饮用。也有用新鲜冬瓜皮、西瓜皮、天花粉各 30～60 克，水煎代茶饮。

山药：补肾益精，健脾益肺，而且营养极为丰富，含有植物蛋白质和 19 种氨基酸以及多种微量元素。每日吃山药，可使细胞活力旺盛，对防治糖尿病有功效，尤其适宜下消肾虚的糖尿病患者食用。

黄豆：不仅营养价值很高，含 40%～50% 的植物蛋白质，还含有多种微量元素，同时还含有一种"抑胰酶"，对糖尿病有一定治疗作用。所以，它是一种糖尿病患者的食疗佳品。但消渴之人服食黄豆，不宜炒爆食用，以免助热上火。宜用水煮食，或制成豆浆、豆腐等各种豆制品服食。

芹菜：属含糖量很低的清淡蔬菜。用以治疗糖尿病，常以鲜芹菜 500 克，洗净捣汁，分 2 次饮用，坚持服食，有一定效果。

空心菜：清热凉血，适宜消渴患者服食。糖尿病患者因代谢紊乱，蛋白质丢失过多，空心菜所含丰富蛋白质能代为补充，而所含维生素 B1 又可帮助糖的代谢作用，这对防治糖尿病有益。

豇豆：糖尿病是由于胰岛素分泌不足，不能降低血糖，引起糖尿病，从而出现多尿和口渴等症状。常吃豇豆对口渴、多尿等症皆有疗效。用带壳豇豆 30～60 克，水煎，每日 1 次，喝汤吃豆。

洋葱：洋葱所含的挥发油可降血糖，每餐可炒食 1 个，1 日 2 次，炒时以嫩脆为佳，不宜煮烂食用。

鲜藕：含有丰富的淀粉、鞣质、维生素和食物纤维等。鲜藕的食物纤维能刺激肠道，促进有害物质的排出，减少胆固醇和糖值，具有预防糖尿病的作用，适宜糖尿病患者生食或饮用鲜藕汁。

豆腐：含有丰富蛋白质，而脂肪和糖分较少，是糖尿病患者的最好食品之一。豆腐能清热生津、润燥止渴，消渴患者宜常吃豆腐。

蘑菇：含有丰富的蛋白质、多种维生素、食物纤维，能增强身体抗病能力。蘑菇培养液还有抗菌、降低血糖作用，故糖尿病患者宜食之。常以蘑菇为菜或煮汁饮用，有益于改善糖尿病症状。

草菇：草菇因含有丰富的纤维素，能减少人体对碳水化合物的吸收，对糖尿病患者有一定辅助治疗作用。

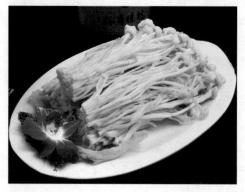

金针菇：含糖和脂肪极低，而富含蛋白质、粗纤维、维生素，最适宜糖尿病患者食用。

黑木耳：低糖低脂肪食品，而蛋白质、维生素、食物纤维的含量却很高，这对糖尿病患者极为有利。

青菜：含糖量很低，每百克约含糖分 2.4 克，糖尿病患者宜多吃常吃，以蔬菜充饥。

荠菜：是一种低糖佳蔬，其含糖量约为 3.1%，故消渴患者宜食。

除以上食品之外，糖尿病患者还宜食用燕麦、番薯藤叶、南瓜子、胡桃、茼蒿、丝瓜、萝卜、胡萝卜、黄瓜、菜瓜、百合、芝麻、香菇、猴头菇、植物油、茯苓、灵芝、银耳、黄芪、西洋参、黄精等。

糖尿病患者忌吃或少食番薯、甘薯、高粱、锅巴、桃子、苹果、柿子、柿饼、柚子、柑、荔枝、香蕉、樱桃、龙眼肉、山楂、橙子、葡萄、猕猴桃、甘蔗、西瓜、梨子、红枣、蜜枣、白砂糖、赤砂糖、甜菜、饴糖、甜酒、白酒、酒酿、蜂蜜、马铃薯、青竹笋、人参、胡椒、茴香、丁香、肉桂等。

🧁 5.3.3 糖尿病保健食谱

双耳汤

原料：白木耳、黑木耳各 10 克。

做法：原料洗净加清水蒸笼蒸至木耳熟烂，食木耳饮汤。

功效：适用于糖尿病患者眼底出血症。

菠菜银耳汤

原料：鲜菠菜根 150 ~ 200 克，银耳 20 克。

做法：原料共煎汤，饮汤食银耳。

功效：适用于糖尿病大便秘结者。

菊槐绿茶饮

原料：菊花、槐花、绿茶各 3 克。

做法：沸水冲泡饮用。

功效：适用于糖尿病伴高血压患者。

苦瓜茶饮

原料：鲜苦瓜 1 个，绿茶适量。

做法：温水冲泡。

功效：适用于轻型糖尿病患者。

菠菜粥

原料：菠菜 100 ~ 150 克，粳米 50 克。

做法：两种原料煮粥食用。

功效：适用于糖尿病阴虚化热型，便溏腹泻者禁服。

芹菜粥

原料：鲜芹菜 60 ~ 100 克，粳米 50 克。

做法：两种原料煮粥食用。

功效：适用于糖尿病合并高血压者。

木耳粥

原料：黑木耳 30 克，粳米 50 克，大枣 3 颗。

做法：先浸泡木耳，将粳米、大枣煮熟后加木耳共煮粥食。

功效：适用于糖尿病血管病变者。

萝卜粥

原料：新鲜白萝卜适量，粳米 50 克。

做法：煮粥服用。

功效：适用于糖尿病痰气互结者。

菊花粥

原料：菊花末 10 克，粳米 50 克。

做法：菊花烘干研末，先以粳米 50 克煮粥，调入菊花末 10 克稍煮，煮沸即可服用。

功效：适用于糖尿病双目干涩、视物昏花者。

荔枝粥

原料：荔枝 5 ~ 7 颗，粳米 50 克。

做法：煮粥服用。

功效：适用于一般糖尿病患者。

葛根粉粥

原料：葛根粉 30 克，粳米 50 克。

做法：两种原料共煮粥服用。

功效：适用于老年人糖尿病，或伴有高血压、冠心病者。

杞子粥

原料：枸杞子 15 ~ 20 克，粳米 50 克。

做法：以上原料煮粥服用。

功效：适用于糖尿病肝肾阴虚者。

南瓜汤

原料：南瓜 1 000 克。

做法：南瓜切块，加水适量，煮汤熟后随饭饮用。

做法：降低血糖，并能增加饱腹感。

炒苦瓜

原料：苦瓜 250 克。

做法：苦瓜洗净切块，炒时加食油、盐适量，佐膳食。

功效：清热解毒，除烦止渴，降低血糖。

[思考与练习]

1. 糖尿病患者宜用的食物有哪些？
2. 糖尿病患者忌用的食物有哪些？
3. 选择两道糖尿病保健食谱进行实际操作。

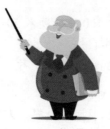

项目6

其他人群食疗与保健

项目综述

✧ 任务1　吸烟族食疗与保健
✧ 任务2　肥胖族食疗与保健
✧ 任务3　夜班族食疗与保健

学习目标

✧ 掌握吸烟族、肥胖族、夜班族食疗与保健方法。

学习重点

✧ 吸烟族、肥胖族、夜班族饮食的基本原则。

学习难点

✧ 吸烟族、肥胖族、夜班族食疗与保健方法。

建议课时

✧ 6课时。

任务 1 吸烟族食疗与保健

6.1.1 吸烟的危害

1）吸烟导致血栓，引发各种心脏病

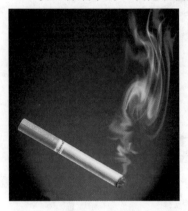

吸入香烟中的一氧化碳会降低血液吸收氧气的能力。尼古丁能使心跳加快，血压升高，心脏承受能力减弱，心肌缺氧引起冠状动脉梗塞，心脏局部缺血（或心绞痛）促使动脉粥样化累积，许多心脏疾病开始发生。在 30 ～ 49 岁，吸烟者心脏发病的几率极高，是不吸烟者的 5 倍。戒烟者发现一年后心脏发病的几率下降一半。

2）吸烟对脑部的损害

吸烟会引发多种脑部疾病，引发脑部血管出血及闭塞，导致麻痹、智力衰退及中风。中风原因是吸烟导致脑部血管痉挛，使血液比较容易凝结。吸烟者中风几率较非吸烟者高出两倍。

3）吸烟对口腔的损害

吸烟可导致口腔癌和喉癌。香烟中的焦油及烟雾的热量会使唾液腺发炎，味蕾受损，口味和嗅觉能力大大减弱，很容易导致口腔癌。同时，烟气可使咽喉中的温度从 37 ℃增加到 42 ℃，引起里面的黏膜微度烧伤而产生慢性热创伤，最终导致喉癌。

4）吸烟对肺部的损害

吸烟能引发支气管上皮细胞的纤毛变短或不规则，其运动也会发生障碍，降低局部性抵抗力，容易受到感染。吸烟会引发肺癌。初期病征不会被察觉，直至癌性细胞蔓延至血管及其他器官。吸烟会致肺气肿，肺部支气管内积聚之有毒物质会阻碍人体吸入空气的正常呼出，令肺部细胞膨胀或爆裂，导致患病者呼吸困难。

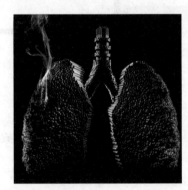

5）吸烟对胃部的损害

患有肠胃性疾病者，吸烟足以使肠胃病更恶化。患有胃溃疡或十二指肠溃疡者，溃疡处的愈合减慢，甚至演变为慢性病。吸烟能刺激神经系统，加速唾液及胃液的分泌，使胃肠时常出现紧张状态，导致吸烟者食欲不振。另外，尼古丁会使胃肠黏膜的血管收缩，亦令食欲减退。

6）吸烟对全身骨骼的损害

尼古丁令血管收缩，降低了流到新生骨骼的血量。吸烟时吸入的一氧化碳，亦同时减少进入身体的氧气比例。吸烟会引发背痛，有严重背痛的人大部分都有很大烟瘾，这是由于吸

烟会导致流向关节盘的血液减少，关节盘提早退化。吸烟会引发关节炎，每天吸食一包烟，将提高 50% 的患病率。吸烟导致骨质流失更快。因吸烟会干扰雌激素，而雌激素正是骨骼发展的重要荷尔蒙。

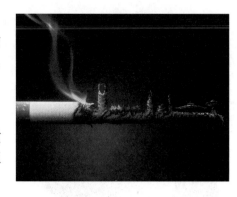

7）吸烟对肝脏的损害

吸烟会加重肝脏负担。经常抽烟会影响肝脏脂质代谢，令血中脂肪增加，使良性胆固醇减少，恶性胆固醇增加。这个原因令肝脏解毒功能负担增加。

8）吸烟对肠的损害

吸烟会导致结肠癌。患此癌的机会与吸食烟草的分量成正比。

9）吸烟对生殖系统的损害

吸烟对脊髓的神经中枢起抑制作用，使吸烟男人性欲变弱，又由于吸烟能使血管收缩、痉挛，引起末梢血循环障碍。吸烟是导致阳痿的最主要原因。另外，吸烟影响精子活力，使畸形精子增多，停止吸烟 3 ~ 6 个月后，方可恢复正常。如想要一个聪明、健康的孩子，婴儿专家提倡停止吸烟 3 ~ 6 个月。

10）二手烟的危害

抽烟时喷出的烟雾可散发超过 4 000 种气体和粒子物质，大部分物质都是很强烈的刺激物，其中至少有 40 种在人类或动物身上可引发癌症。在抽烟者停止吸烟后，这些粒子仍能停留在空气中数小时，可被其他非吸烟者吸进体内，亦可能和氡气的衰变产物混合一起，对人体健康造成更大伤害。

当吸烟危害吸烟者本身健康的同时，二手烟也影响非吸烟者。除了刺激眼、鼻和咽喉外，也会明显增加非吸烟者患上肺癌和心脏疾病的机会。如果儿童与吸烟者同住，呼吸系统容易受到感染，可增加咳嗽、气喘、痰多等症状，损坏肺部功能和减缓肺部发育。

🧁 6.1.2 吸烟族的饮食原则

众所周知，吸烟有害健康。为了身体健康，吸烟者应戒除香烟。如果一时难以戒掉，应在饮食方面加以调理，尽量减少吸烟对身体的伤害。

1）多吃碱性食物

当人的体液呈碱性时，会迅速除去尼古丁。吸烟者宜多吃如牛奶、水果、蔬菜、大豆等碱性食物，以利于戒烟。同时，这些食物还可刺激胃液分泌，增加胃肠蠕动，防止吸烟者常见的消化不良、腹胀及高血脂等症的发生。

2）多吃降胆固醇食物

吸烟可使血管中的胆固醇及脂肪沉积量加大，大脑供血量减少，易导致脑萎缩，加速大

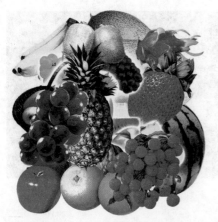

脑老化等。吸烟者应少吃含脂肪酸的肥肉等，而应相应增加一些能够降低或抑制胆固醇合成的食物，如豆制品及一些高纤维食物如水果、蔬菜的皮壳等。

3）多吃含硒食物

吸烟可导致人体血液中的硒元素含量偏低，而硒是防癌抗癌不可缺少的一种微量元素。因此，吸烟者宜经常吃些含硒丰富的食物，如海藻等。

4）补充多种微量元素

烟雾中的某些化合物可使维生素A、B族、维生素C、维生素D、维生素E等的活性大为降低，并使体内这些维生素大量消耗。因此，吸烟者宜经常吃一些富含维生素的食物，如胡萝卜、花生、玉米面、豆芽、绿叶蔬菜、水果、植物油等。这样既可补充吸烟所引起的维生素缺乏，还可增强人体自身免疫力。

β-胡萝卜素：β-胡萝卜素对吸烟者更有益处，富含β-胡萝卜素的碱性食物能有效地抑制吸烟者的烟瘾，对减少吸烟量和戒烟都有一定作用。富含β-胡萝卜素的食物有胡萝卜、菠菜、豌豆苗、辣椒等，吸烟者可以适量多吃。

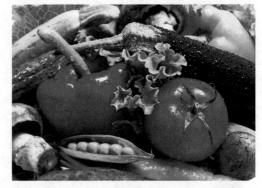

维生素C：维生素C能提高人体免疫力，抑制癌细胞形成。而吸烟者的维生素C消耗量比常人高出30%，因此吸烟的人应当多食用新鲜蔬菜和水果，如西红柿、土豆、青椒及柑橘类。维生素C等抗氧化剂物质，经常食用可以补充由于吸烟或其他原因引起的体内氧化剂减少，维生素C和维生素E在体内可以协同起来，共同防止细胞膜的脂质过氧化造成细胞损坏，缓解和恢复体内的自由基产生和清除的平衡，起到了预防疾病发生的作用。富含维生素C的食物有橘、橙、柠檬、刺梨、鲜枣、番茄、辣椒、小白菜、油菜、菜花、苦瓜、胡萝卜、白萝卜等。吸烟者应该多吃水果蔬菜。

维生素B2：维生素B2能够分解焦油里的苯并芘有害物，而纤维素可将分解物排出体外。因此，吸烟者还应多吃富含维生素B2的食物，如乳类、香菇、花生、酵母、麦子、菠菜等，以及韭菜、芹菜、白菜等含纤维素的蔬菜和水果。

铁和维生素B12：为能有效地解除输氧障碍，吸烟者可适当补充含铁丰富的食物，如海带、豆类，以及富含维生素B12的食物如奶、啤酒。

维生素E：维生素E可使吸烟者患肺癌的发病率降低大约20%，血液中维生素E含量最高的人得肺癌的比例下降，吸烟时间最短而维生素E含量高的人预防效果最佳。血液里含有适当数量的维生素E对其他类型的癌症，如前列腺癌，以及心脏病、中风等疾病有预防作用。

5）多饮绿茶

烟雾中的一些化合物可以导致动脉内膜增厚、胃酸分泌量显著减少、血糖增高等。茶叶中含有的儿茶素则可防止胆固醇在血管壁沉积，增加胃肠蠕动、降低血糖、尿糖等。因此，吸烟者宜经常喝茶，以预防这些疾病发生。同时茶有利尿解毒作用，可促进烟中的一些有毒物随尿排出，缩短其在体内的停留时间。

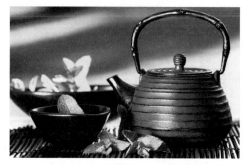

6）多食富含组氨酸、阿斯巴酸、干酪素的食物

氨基酸中的组氨酸、阿斯巴酸、干酪素有降解尼古丁毒性的作用。当人吸烟之后，食用含有这些成分的食品，就可吸附位于喉、食管、胃肠道的尼古丁，并与亚硝胺等致癌物质相结合，改变有害物质的结构，使毒性降低。在100克牛奶中含组氨酸约11毫克，100克花生粉中含阿斯巴酸8.2毫克，足以中和一支香烟所含的尼古丁。豆浆、面食、芝麻等食品中都含有丰富的干酪素，具有减轻尼古丁毒性的作用。

7）多食银杏果

银杏果有利于人体各个器官，尤其在清肺化痰方面的效果远远高于相应的药类。银杏果还可治疗动脉硬化及高血压所致的冠状动脉供血不足、心绞痛、心肌梗塞、脑血栓、脑血管痉挛等一些吸烟人群高发的病症。所以建议吸烟者必须经常食用银杏果。但要注意一次不能食用过多，每天吃3~4粒即可，银杏果必须熟食，否则生食易中毒。

🧁 6.1.3　吸烟族保健食谱

人参银耳炖干贝

原料：白参片3片，银耳7克，干贝5粒，盐3克。

做法：银耳泡软再洗净，去蒂以后切小块，干贝洗净再沥干，银耳干贝和参片，放入碗中加入水，再放精盐调味，上火蒸制即可成。

功效：银耳味甘且性平，润肺养气，干贝化痰止咳，白参性凉味甘苦，生津除热滋肺胃。适合支气管功能不佳的吸烟族。

百合水果甜汤

原料：新鲜百合1只，小番茄6颗，葡萄6颗，猕猴桃半只，火龙果四分之一个，果糖10克。

做法：各种水果先洗净，猕猴桃、火龙果，去皮后切丁状，百合洗净再剥开，去皮热水汆烫，变至透明即捞出，取出百合、猕猴桃，放入果糖、冷开水，充分调匀即成。

功效：百合性平味甘，清热润肺止咳，宁心安神，还含多种维生素。风寒咳嗽、胃虚寒、遗尿、腹泻者不宜多食。适合脸色苍白、神情恍惚、目黄的吸烟族。

润肺银耳羹

原料：银耳5克，冰糖50克。

做法：将银耳放入盆内，以温水浸泡30分钟，待其发透后摘去蒂头、拣去杂质；将银耳撕成片状，放入洁净的锅内，加水适量，以武火煮沸后再用文火煎熬1小时，然后加入冰糖，直至银耳炖烂为止。

功效：润肺止咳。

润肺豆浆粥

原料：豆浆 1 000 克，糯米 100 克，白糖适量。

做法：将糯米洗净放入锅中，加水适量，武火烧沸后改用文火慢慢熬煮，煮至米粒开花时倒入豆浆，继续熬 10 分钟，加白糖适量即可。

功效：润肺止咳。

杏仁雪梨山药糊

原料：北杏仁 10 克，雪梨 1 个，淮山米粉、白糖适量。

做法：先将北杏仁用开水浸，去衣，洗净；雪梨去皮，洗净，取肉切粒；然后把杏仁、雪梨粒放搅拌机内，搅拌成泥状。用清水适量，把杏梨泥、淮山米粉、白糖调成糊状，倒入沸水锅内（沸水约 100 毫升），不断搅拌，煮熟即可，随量食用。

功效：润肺止咳。

萝卜茶

原料：白萝卜 100 克，茶叶 5 克。

做法：茶叶加用沸水冲泡 5 分钟，取汁；白萝卜洗净，切片，置锅中煮烂，倒入茶汁即可。每日 2 剂，不拘时饮。

功效：清热化痰，理气开胃。适用于咳嗽痰多，纳食不香等。此茶原料易得，制作简便，对肺热咳嗽痰多者服之较宜。

杏梨茶

原料：苦杏仁 10 克，大鸭梨 1 个，冰糖少许。

做法：将杏仁去皮尖，打碎；鸭梨去核，切块；加适量水同煮，待熟加冰糖令溶。代茶饮用。

功效：润肺止咳，适用于燥热型急性气管炎、咳嗽。

山药杏仁粥

原料：山药、粟米各 100 克，杏仁 20 克，酥油适量。

做法：山药煮熟，粟米炒粉；杏仁炒熟，去皮尖，捣为末。每日空腹开水调杏仁末 10 克，山药、粟米粉各适量，加酥油服之。

功效：补中益气，温中润肺。适用于脾虚体弱，肺虚久咳等症。

葱梨汤

原料：葱白（连须）7 根，鸭梨 1 个，冰糖 9 克。

做法：以上 3 味加水煎煮。吃梨饮汤。每日 2 次。

功效：清热疏风，适用于风热型咳嗽，咳嗽频剧，喉燥咽痛，咳痰不爽等病症。

百合粥

原料：百合 30 克，糯米 50 克。

做法：百合洗净切碎，连同糯米加水 400 毫升，同煮至米烂汤稠，加冰糖适量，早晚温热服食。

功效：润肺止咳、宁心安神。

玉合苹果汤

原料：玉竹、百合各 30 克，陈皮 6 克，大枣 10 枚，苹果 3 个。

做法：将前 4 味洗净，苹果去皮核切片，共煮汤，加冰糖适量，饮汤食百合、苹果、大枣等。

功效：补阴润燥、生津止渴、清心安神。

玉合沙参饮

原料：玉竹、沙参、百合各 30 克。

做法：以上原料洗净加水适量煎汤，取汁加冰糖适量调服。

功效：适用于秋季咽干口燥、皮肤干燥、干咳咽痛等症状。

百合莲子粥

原料：干百合、莲子、冰糖各 30 克，大米 100 克。

做法：将莲子清洗干净，置于水中泡发。干百合、粳米分别淘洗干净后，与莲子一同放于锅中，加水适量，先用旺火烧开，再用小火熬煮，待快熟时加入冰糖，稍煮即成。

功效：滋阴润肺、养心安神。

百合雪梨汤

原料：百合 30 克，雪梨 1 个，冰糖适量。

做法：将百合用清水浸泡一夜，次日将百合连同清水一起倒入砂锅内，再加半碗多清水，煮一个半小时，待百合已烂，纳入去皮核切块之雪梨及冰糖，再煮 30 分钟即成。

功效：滋阴润肺。

藕百枇杷汤

原料：鲜藕 100 克，百合、枇杷各 30 克，白糖适量。

做法：将鲜藕去皮节、洗净，切片；枇杷去皮及核，与百合同放锅中，武火煮沸后，小火炖至烂熟，白糖调味服食。

功效：滋阴润肺，清热止咳。

百玉二冬粥

原料：百合 25 克，玉竹、天冬、麦冬各 10 克，粳米 100 克，蜂蜜适量。

做法：百玉二冬洗净（若是鲜品应加倍），加适量清水，小火煮沸 30 分钟（鲜品煮 20 分钟）后取汁。药汁同粳米共入锅中，再加适量水，大火煮 5 分钟后改用小火，煮至米烂即可。

功效：对肺燥干咳、口干津伤、皮肤粗糙干燥者均有较好防治作用。

百合蒸南瓜

原料：老南瓜 600 克，鲜百合 100 克，白糖等。

做法：将老南瓜挖瓤去皮洗净，切片，纵向切成薄片，皮的方向朝下置于碗内，有助于保持瓜形；将鲜百合洗净后放入南瓜中，加入白糖，放入蒸笼蒸熟即可。将碗内的南瓜倒扣在碟子上，将碗拿开。

功效：止咳补肺。

莲子百合红豆沙

原料：红豆 500 克、莲子 30 克、百合 10 克、陈皮适量、冰糖约 500 克。

做法：先洗干净红豆、莲子、百合，清水浸泡两小时；煮开水，把红豆（和浸豆水）还有陈皮、莲子、百合放入锅中；煮开后用中慢火煲两小时，最后用大火煲半小时；煲至红豆起沙，同时还有适量水分，加糖调味即可。

功效：止咳补肺。

[思考与练习]

1. 吸烟的危害有哪些？
2. 吸烟族的饮食原则有哪些？
3. 选择两道吸烟族保健食谱进行实际操作。

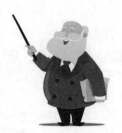

任务2　肥胖族食疗与保健

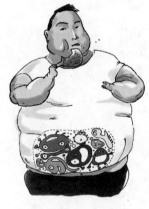

单纯性肥胖症是指内分泌或遗传性肥胖以外的原因导致热量摄入超过消耗而引起脂肪组织过多的一种疾病。单纯性肥胖可分为以下两类：一是体质性肥胖。这是由于脂肪细胞的数量增加所致，与营养过度有关。二是获得性（外源性）肥胖。是由于营养过度，引起脂肪细胞肥大和脂肪细胞数量增加所致。引起肥胖的原因，除了少数由于内分泌失调等造成肥胖症外，多数情况下是由于营养失调所造成。由于摄入食物的热量大于人体活动需要量，体内脂肪沉积过多而形成。往往表现为易疲劳，耐力差，呼吸气短，下肢水肿，或多汗怕热等症状。过度肥胖者容易并发高血压、动脉硬化、冠心病、糖尿病、胆囊炎等。肥胖症防治主要包括三方面，即饮食、运动和药物调理，其中以饮食调理法最为重要。

6.2.1　导致肥胖的饮食习惯

1）进食速度快

肥胖者大多食欲良好，吃东西很快，以致狼吞虎咽，食物未得到充分咀嚼就咽下，不能成为食糜而敷贴于胃壁，所以常常已经吃了不少东西仍感饥饿。同时，由于咀嚼时间过短，迷走神经仍处在过度兴奋之中，从而引起食欲亢进。此外，由于过快进食后血糖浓度升高，等到大脑食欲中枢输出停食信号时，往往已经吃了过多食物。

2）零食不断

有些胖人特别是儿童和年轻女性肥胖者，看起来正餐量不多，但零食不断，从而造成体内聚集的总热量大大超标。所以，要避免吃膨化食品、油炸食品和碳酸饮料，这些食品都是导致肥胖的罪魁祸首。

3）不吃早餐

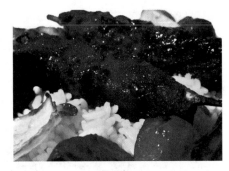

很多上班族和学生没有吃早餐的习惯，企图通过少吃甚至不吃早餐的方法来达到减肥目的，结果却事与愿违，甚至适得其反。因为不吃早餐会使午饭时的空腹感增强，从而促进食物吸收，而丰盛的午饭会很快被吸收形成脂肪，久而久之导致肥胖。

4）晚餐不当

很多人因为时间原因，习惯早餐、中餐吃得简单，一到晚上与家人团聚，时间充裕了，于是鸡、鱼、肉、蛋、菜摆满餐桌，食物在体内消化后，一部分进入血液形成血脂，傍晚时血液中胰岛素的含量又上升到一天中的高峰，胰岛素可使血糖转化成脂肪凝结在血管壁和腹壁上，久而久之人便肥胖起来。

5）吃糖过多

糖分不但容易吸收，而且能增强促进脂肪生成所需酶的活性，并能刺激具有促进脂肪合成作用的胰岛素分泌，从而使脂肪蓄积。

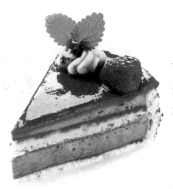

6）偏食

偏食能导致营养摄取不平衡，使一些营养元素缺乏。就目前所知，缺乏维生素 B 便能导致肥胖。因为维生素 B 能使脂肪变成能量，参与脂肪代谢的 B 族维生素主要有 B1、B2、B6 等。这些维生素主要存在于糙米、麦皮及许多新鲜蔬菜水果中。

7）吃饭时间不固定

因为工作繁忙等原因，吃饭的时间很不固定，可能早上 10 点才吃早餐，还不到 12 点就要吃午餐了，胃里的内容物还没消化又进食，这对于减肥者来说是非常不利的。久而久之，减肥未成功反而还会增肥。

🧁 6.2.2 有利于减肥的饮食习惯

1）喝汤减肥

每周至少 4 次以汤代饭的人，仅经 10 周时间便有可能减掉多余体重。汤能使进入胃中食糜充分贴近胃壁，增强饱腹感，从而反射性地兴奋饱食中枢，抑制摄食中枢，从而减少食物摄入量。

2）细嚼慢咽

当咀嚼某些食物达 5 分钟之久时，其食欲就会大大下降，这样可减少食物摄入量，达到减肥目的。人体胃部神经要经一定时间才会把饱胀信息传到大脑，因此吃慢一点，就会更快地感到饱胀。每吃一口，细嚼慢咽，聚精会神地品味，好像在用美味佳肴。

3）巧妙搭配食物

尽情地吃肉、鱼、蛋等高蛋白食物，但不能同时吃米饭或面粉类等含糖类食物，这样也可达到减肥目的。此法规定一餐中不要把不相配的食物一道吃下去，如油脂类食物（肉、牛排、

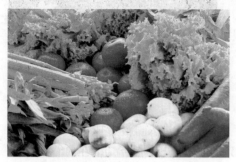

全脂牛奶等）可与蔬菜、豆类食物同食，但决不能与糖类（米、面粉等）同食。

4）蔬菜餐减肥

是指以蔬菜为主，完全不吃谷类及肉类食物。一般每日吃一顿，即可减少 2 090 千焦左右的热能。由于蔬菜中维生素和微量元素丰富，不会因减肥引起维生素和微量元素缺乏。

5）饭前吃水果

每日用餐前 1 小时吃一些水果是一种简便有效的减肥方法。因水果中含有丰富的糖类，能在体内迅速转化为葡萄糖而被机体吸收，补充身体因体力、脑力劳动而消耗的热能。水果中的粗纤维能给胃一种"饱胀"感，缓解旺盛的食欲，而且粗纤维在体内无法被吸收，从而起到减肥作用。

🧁 6.2.3 有利于减肥的食物

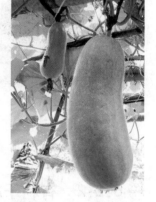

冬瓜：冬瓜有利尿之功，能排出水分，减轻体重。常食冬瓜可改变食物中的淀粉和糖类，防止其转化为脂肪。此外，冬瓜富含维生素，且含热量较低。

黄瓜：黄瓜内含内醇二酸，可抑制糖类食物转化为脂肪，黄瓜还含有丰富的纤维素，能加强胃肠蠕动，通畅大便，且热量含量也较低。

丝瓜：丝瓜中所含的皂苷和黏液有利于大便通畅，且含热量很低。丝瓜还含丰富的维生素 B1、维生素 B2、维生素 A、维生素 C 和钙、磷、铁等矿物质。

白萝卜：白萝卜含有芥子油和淀粉酶，有助于消化和脂肪类食物的新陈代谢，防止皮下脂肪堆积。白萝卜有通气和促进排便的作用。

紫菜：紫菜纤维含量高，脂肪含量低，易产生饱腹感，还有清热利尿功能。

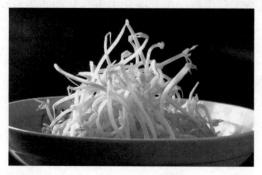

韭菜：韭菜含纤维丰富，能畅通大便，把肠道中过多的蛋白质、脂肪排出体外，防止脂肪在体内的堆积。

海带：海带含大量纤维和无机元素（特别是钾的含量十分丰富），有通便和利尿功能。

绿豆芽：绿豆芽水分含量多，热量极少，不易形成脂肪，同时还有利尿功能。

辣椒：辣椒具有消耗体内脂肪的功能，且富

含维生素，热量含量也较低。

苹果：苹果含有果胶质，是一种可溶性纤维质，有助于降低胆固醇。苹果还富含粗纤维，能吸收大量的水分，减慢人体对糖的吸收，同时它还能刺激肠道蠕动，促进排便。

柠檬：柠檬含较多柠檬酸，能促进胃液分泌，促进肠蠕动，利于通便。

绿茶：绿茶具有消除油腻，减脂和降脂作用。

醋：醋富含氨基酸，可促进体内脂肪分解和糖类新陈代谢。

赤小豆：赤小豆是一种高蛋白、低脂肪的食物，有清热利尿、活血消肿之功，可促进排便。

大蒜：大蒜对酶的形成起抑制作用，可减少脂肪酸和胆固醇合成（脂肪酸和胆固醇的合成离不开酶的参与）。

木耳：是一种高蛋白、低脂肪、水分多、矿物质多的食物。它还含有一种多糖物质，能降低血中胆固醇、减肥和抗癌。

冻豆腐：冻豆腐含有大量不饱和脂肪酸，可有效地帮助人体降低胆固醇，防止动脉硬化，促进血液循环。而且豆腐本身就含有大量膳食纤维和植物固醇，可以降血脂。豆腐中的酸性物质能吸收肠胃中的脂肪，有助于促进肠胃的蠕动并排出体内多余的垃圾，还能减少动物蛋白摄入，起到一定减肥效果。

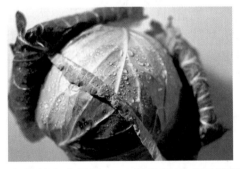

卷心菜：卷心菜也称包菜，包菜中不含有任何脂肪，而且富含纤维质和维生素。可促进肠胃蠕动，加速身体排毒，而热量又是蔬菜中最低的，食用包菜可以产生饱腹感，控制食量，起到快速瘦身的效果。

胡萝卜：胡萝卜含有丰富的胡萝卜素，及维生素 B1、维生素 B2、维生素 C、维生素 D、维生素 E、维生素 K、叶酸、钙质及食物纤维等，容易发胖的人大多因代谢能力低，循环功能不佳，多余脂肪及水分累积在体内，日积月累就成了肥胖的元凶。而胡萝卜汁可以切断这种恶性循环。

蘑菇：蘑菇含有大量营养物质，有着"蔬菜牛排"的美称。食用蘑菇减肥，不用担心得不到蛋白质补充，蘑菇含有大量蛋白质，蛋白质高达 30%，维生素含量也很高，每一克含有 2.06 毫克维生素 C，另外蘑菇中还含有丰富的胡萝卜素，蘑菇中的纤维素对便秘有好处。蘑菇的热量很低，还具有抗氧化功能，食用蘑菇不仅可以美白皮肤，还可减肥瘦身。蘑菇含有的维生素 D 还可强壮骨骼，因此食用蘑菇，是理想的减肥方法。

6.2.4 减肥保健食谱

麻油拌菠菜

原料：菠菜 250 克，食盐、麻油少许。

做法：将菠菜洗净，待锅中水煮沸，放入食盐，再把菠菜放入沸水中烫约 3 分钟取出，加入麻油拌匀即成。

功效：减肥祛脂。

竹笋银耳汤

原料：干银耳 20 克，竹笋 300 克，鸡蛋 1 个，食盐适量。

做法：先将竹笋洗净，干银耳用水泡发去蒂，鸡蛋打入碗中搅成糊，锅中放水煮沸，倒入鸡蛋糊，加入竹笋、银耳，用小火烧五分钟，加盐调味即可食用。

功效：竹笋祛湿利水，是消除腹壁脂肪的最佳食物，银耳能润肺养颜。

山楂荷叶参粥

原料：山楂 15 克，荷叶 15 克，西洋参 5 克，粳米 100 克。

做法：将以上药料加入清水，煮粥食用。

功效：消导通滞清暑除烦兼有补气作用、适合烦躁不安兼气阴不足的减肥者，西洋参亦可单独冲开水饮用。

补气降脂汤

原料：党参 20 克，茯苓 20 克，白术 10 克，炒扁豆 10 克，陈皮 5 克，山药 15 克，山楂 10 克，大枣 20 克，蘑菇、香菇适量，玉米半个，调味品适量。

做法：将以上药料洗净后以煲汤法煎煮。

功效：健脾补气，养胃提神，适合脾虚肥胖及有胃脘不适者。

减肥调经饮

原料：黄芪 15 克，当归 6 克，党参 15 克，红枣 6 个，鸡蛋两只，红糖少许。

做法：将以上药加入水 4 碗后煎煮，鸡蛋煮熟后除壳后放汤药，中火煎煮 20 分钟。

功效：补血补气，调经活血，适合女性减肥偏气血虚弱者，此药膳久服偏热，不宜久服。月经干净后即可饮服，连服 3 天，食鸡蛋当午餐及晚餐主食。

荷叶粥

原料：鲜荷叶 1 张（约 200 克），粳米 100 克，白糖适量。

做法：将米洗净，加水煮粥。临熟时将鲜荷叶洗净覆盖粥上，焖约 15 分钟，揭去荷叶，粥成淡绿色，再煮沸片刻即可。服时酌加白糖，随时可服。

功效：清暑，生津，止渴，降脂减肥。

冬瓜粥

原料：新鲜连皮冬瓜 80 ~ 100 克（或冬瓜仁，干的 10 ~ 15 克、新鲜的 30 克），粳米 100 克。

做法：将冬瓜用刀刮后洗净，切成小块，再同粳米一起置于砂锅内，一并煮成粥即可（粥内不放盐）。或先用冬瓜仁煎水去渣，再净粳米放粥煮，每天早晚两次。

功效：利尿消肿，减肥降脂。

红焖萝卜海带

原料：海带、萝卜各 200 克，丁香、大茴香、桂皮、花椒、核桃仁、素油、酱油各适量。

做法：将海带用水浸泡 1 天 1 夜（中间换 2 次水），然后洗净切成丝、萝卜亦切成粗丝。将素油烧熟，加海带丝炒几下，放入丁香、大茴香、桂皮、花椒、核桃仁、酱油及清水烧开。改中大火烧至海带将烂，再放入萝卜丝焖熟即可食用。

功效：利水消气，减肥。

小白菜木耳粥

原料：木耳 30 克，小白菜 250 克，糯米 100 克。

做法：以上原料加水烧沸后改为小火慢慢煮至米粒烂透，再加少量盐调味即可。

功效：润肺生津，滋阴养胃，降脂降压，消脂利尿。

银耳菊花粥

原料：银耳、菊花各 10 克，糯米 60 克。

做法：以上原料同放锅内，加水煮粥，粥熟后调入适量蜂蜜即可食用。

功效：菊花气味清香，凉爽舒适，银耳滋阴养身，与糯米同煮为粥，久服能美容轻体，减肥效果佳。

薏苡仁红薯粥

原料：薏苡仁 30 克，红薯 300 克，糯米 100 克。

做法：将薏苡仁洗净，红薯削皮切块，与糯米共煮成粥。

功效：薏苡仁为健脾利水之品，红薯热量低，有丰富的纤维素，有刮油减肥，健脾胃、降血脂的功效。

[思考与练习]

1. 减肥应该养成哪些良好饮食习惯？
2. 哪些食物有利于减肥？
3. 选择两道减肥保健食谱进行实际操作。

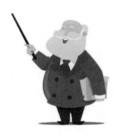

 任务 3　夜班族食疗与保健

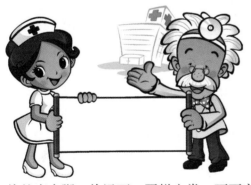

按照人的生活规律，夜晚是应该休息睡眠的时间，然而有很多岗位需要上夜班，这样就对身体造成一定影响，必须通过合理饮食来调节。

6.3.1　饮食原则

1）就餐时间合理

夜班工作，精神紧张，机体处于失衡状态。因此，宜吃一些健脾益气、运畅气血的食品，如温热的瘦肉粥、热汤面、蛋糕之类，而不宜吃煮鸡蛋、方便面。生冷水果不宜在夜班吃，或下夜班后立即吃，宜在睡眠充足以后吃，以防心烦胸闷，胃部胀满。下夜班后更不能因疲倦空腹而卧，也不能因睡眠而忽视中餐、晚餐，以免影响胃肠道正常生理功能。

睡眠质量差者在饮食中应增加一些有利于睡眠的食物，如牛奶、汤剂，常饮桂圆、白糖、鸡蛋汤；百合、莲子、冰糖水；莲心、甘草泡水代茶。平时以清淡易消化食物为主，在食用

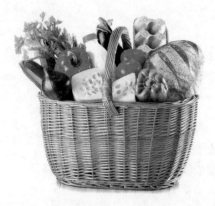

补心安神食物的同时，要保持心情平静，维持正常睡眠质量，才能保持充分的精力和体力。

2）三餐饮食合理

晚餐对于熬夜者很重要，可占膳食总热量的30％～50％，可食用高蛋白食物，进餐时间安排在劳动前一两小时为宜；中餐热量一般可占膳食总热量的20％～25％，进餐时间可安排在午后3小时前后；早餐热量一般可占膳食总热量的15％～20％，应以容易消化吸收的碳水化合物为主。晚上工作进补时可多喝红枣水，少吃高脂肪食物，以免加重身体负担，增加疲劳感。进补方案：早餐要营养充分，以保证旺盛的精力；中餐可多吃含蛋白质高的食物，如瘦猪肉、牛肉、羊肉、动物内脏等；晚餐宜清淡，多吃维生素含量高的食物，如各种新鲜蔬菜，饭后吃点新鲜水果。

3）保证营养供给

蛋白质供应应以优质蛋白为主，选择瘦肉、蛋类、鱼类、乳质品及豆制品。谷物类、豆类食品，以及酸奶、水果、蔬菜等食物是维生素B、维生素C的重要来源；应该多食用含铁元素的鸡肉、鱼、蛋类食品，预防缺铁性贫血；失眠可多食用莴苣、芹菜、桑葚、红枣、小米等。除了早、中、晚餐外，还需吃一顿夜餐。其次，注意调配饮食品种和花样。

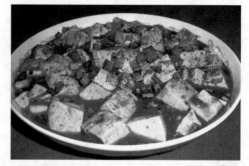

由于夜间食欲不好，故应多食富含蛋白质、维生素的食物及一些清淡、美味可口的食物，不宜吃油腻食物，力求做到品种多、花样新、色香味俱全，以刺激食欲。

此外，柑橘、橙、苹果、猕猴桃等水果为碱性食物，经常食用有利于消除大脑的酸性代谢产物。鱼类中的鳕鱼、沙丁鱼对大脑细胞特别是脑神经传导、发育有着重要作用。牛奶、酸奶富含蛋白质，对人体补脑有益。麦类、小米、玉米含蛋白质、脂肪、钙、铁、维生素B1，能预防神经衰弱，其植物纤维可促进大脑微循环畅通。

4）注意护眼饮食

日常膳食应注意多摄入一些具有保护和改善视力作用的营养素。维生素A对防治眼部疾患、保护和改善视力有重要作用，能提高眼睛的暗适应能力，这早已是人们所熟知的，应当注意摄入。动物肝、鱼类、酸奶、胡萝卜、西红柿、橘子、柚子、海藻、甘薯等都是维生素A的良好来源。富含B族维生素的食品对防治眼部疾患也有重要作用。当B族维生素缺乏时，可使视力减退、视物模糊、怕光、眼有干燥感、下睑结膜充血、严重的可发生视神经炎或球后神经炎。因此，经常食用豆类、酵母、肝脏、糙米等含有丰富B族维生素的食物，对眼的保健有很大益处。此外，维生素C含量丰富的水果和蔬菜，日常生活中应注意增加摄入量。若眼睛酸痛，可自制枸杞菊花茶，即将枸杞、菊花与绿茶混合，用开水焖泡5分钟后饮用，因枸杞能滋养肝肾，菊花能提神明目，绿茶则可减轻辐射的伤害。

5）注意适当补水

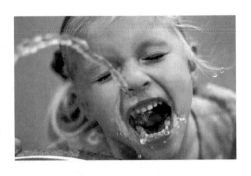

对上夜班者尤为重要，适当补水，不仅是数量上的适当，也指品质的适当，这里需要注意的是：饮料不等于饮用水，水和饮料在功能上是不同的，饮料中含有糖和蛋白质，又添加了不少香精和色素，饮用后不但起不到给身体"补水"的作用，还会降低食欲，影响消化和吸收。

6）多进益肾食品

多食滋阴补肾的食品，如百合、莲子、山药、银耳、藕、枸杞、大豆、核桃、板栗、腰果、花生、松子仁、开心果、瓜子等。这些食品尤其是坚果类的食物都含有丰富的优质植物蛋白，

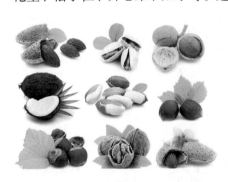

钙、磷、铁、镁等矿物质和微量元素，以及丰富的 B 族维生素，有强身健体、补肾益脑之功。

7）温馨提醒

上夜班前：先喝杯牛奶。人体皮肤的新陈代谢在夜间 12 点至凌晨 6 时之间最旺盛。临上夜班前喝一杯牛奶，有益护肤，延缓皮肤衰老。

下夜班前：忌饮刺激兴奋之物。茶、咖啡都有兴奋作用，有些人喜欢在临下班之前喝杯茶或咖啡以除去一夜的疲劳，可下班后怎样也睡不着。这样长久下去，必然导致神经衰弱而发生早衰。

临睡前：先喝一碗"安神粥"。粥内可放桂圆、莲子、百合、大枣等安神佳品。忌食肥腻食品及吃得过饱，最好进食清淡可口的饭菜，中医有"胃不和则卧不安"之说。温水泡脚 10 ~ 15 分钟，尤其适宜冬天。

少吃甜食：熬夜时，有人认为吃甜食可以补充热量，其实甜食是熬夜大忌。晚餐后或熬夜时，不要吃太多甜食，高糖虽有高热量，刚开始让人兴奋，却会消耗 B 族维生素，导致反效果，也容易引起肥胖问题。

🧁 6.3.2 夜班族保健药膳

杜仲猪腰

原料：杜仲 25 克，猪腰 1 只。

做法：两种原料隔水蒸制，时间大约 1 小时。

功效：补肝肾，强筋骨。适用于熬夜后腰酸背痛、四肢乏力者。

莲子百合煲猪肉

原料：莲子（去芯）50 克，百合 50 克，猪瘦肉 200 克，精盐少许。

做法：两种原料加水煮制，肉烂以后加盐调味即可。

功效：清心润肺安神。适宜于熬夜后干咳、失眠、心烦、心悸等病症。

生地鸭蛋

原料：生地 20 克，鸭蛋 2 个。

做法：两种原料隔水蒸制，蛋熟以后去壳入原汁，大约再煮 20 分钟，冰糖适量调味即可。

功效：生津止渴清热。适用于熬夜后口燥咽干、牙龈肿痛、手足心热者食用。

夏枯草煲瘦肉

原料：夏枯草 10 克、猪瘦肉 50 ~ 100 克。

做法：两种原料加水煮制，肉熟以后加盐调味即可。

功效：清肝降压，气血。适用于熬夜后血压升高、头晕、头痛及眼红者。

芒果柚子盅

原料：柚子 1 只，芒果半只，小黄瓜半条，乳酸饮料 20 克。

做法：芒果去皮切丁，黄瓜洗净切丁，沸水煮制两分钟。捞出以后切成丁，柚子去掉 1/3，然后用刀挖去果肉，果肉用刀切成丁，所有原料放入柚子中，淋上饮料即可。

功效：柚子富含维生素，维生素 A 提高免疫力，维生素 C 促进铁的吸收。适合于面黄肌瘦的夜班族。

豆腐皮玉米饭

原料：豆腐皮 5 张，白饭 250 克，玉米罐头 200 克。

做法：玉米沥水，白饭塞入豆腐皮，上面撒上玉米粒，然后上锅蒸制 10 分钟。

功效：玉米性平味甘，补中健胃利尿，富含维生素 K 和维生素 E，影响性腺肾上腺。适合内分泌失调、月经不调的女性夜班族和精神萎靡、体力不济的男性夜班族。

虾米饭团

原料：虾米 50 克，米饭 250 克，盐 5 克。

做法：虾米洗净放入锅中炒制，炒干以后再加盐调味，白饭捏成三角形，粘上虾米即可。

功效：虾米甘温入肝肾，补肾壮阳，富含钠、钾、钙、镁、磷。高血压、高血脂病人不宜食用。适合于胃口不佳、营养不均衡、全身乏力的夜班族。

水蜜桃圆子甜汤

原料：汤圆 50 克，水蜜桃罐头半只，冰糖 10 克。

做法：水蜜桃切丁，热水煮开放入汤圆，大火煮开再加冷水，沸腾后再煮两分钟，捞出汤圆，锅内放水加冰糖，溶化以后加入水蜜桃，稍煮即可出锅，最后倒入汤圆碗。

功效：水蜜桃富含维生素，维护五官肠胃，避免细菌侵犯，可增强免疫力和视力。适合抵抗力弱、易患口角炎的夜班族。

南瓜布丁

原料：鸡蛋 1 只，南瓜 500 克，牛奶 200 毫升，白糖 10 克。

做法：南瓜去皮切成丁，加入牛奶打匀，鸡蛋打匀也放入糊中，加入白糖调味，和匀以后放入烤模，烤箱调至 200 度，烤制时间 15 分钟即可。

功效：南瓜味甘且性温，补中益气，化痰解毒，治疗体虚、食欲不振。南瓜不宜久食、多食，否则皮肤易变黄，因胡萝卜素排除受影响之故，停食即消。适合日夜颠倒、脾胃吸收不良而体力不济的夜班族。

麦芽茶

原料：炒麦芽 20 克。

做法：麦芽清水冲净，加水煮开后改小火，煮 5 分钟即可。

功效：麦芽温助脾胃，促进消化，消积食，改善胃腹胀满，亦可配合山楂饮。适合食过量夜宵、腹胀的夜班族。

菊花枸杞茶

原料：菊花 3 克，枸杞 6 克，冰糖 10 克。

做法：菊花枸杞用清水洗净，放入开水中煮 3 分钟，熄火以后加入冰糖，溶化以后即可。

功效：清肝明目。胃寒、习惯性腹泻者不宜。适合心烦、白天无法入睡、口臭的夜班族。

韭菜肉饼

原料：韭菜 120 克，肉泥 120 克，色拉油 20 克，盐 5 克，生粉 20 克。

做法：韭菜拣洗切成细末，加入精盐和匀，挤去水分放入碗中，加入肉泥和生粉，扭成饼状，油锅烧热放入饼，小火煎黄即可起锅。

功效：韭菜益肝健胃，行气理血。适合体力不济、脑力不继、手不灵活的夜班族。

豌豆浓汤

原料：豌豆 120 克，牛奶 200 毫升，盐 5 克。

做法：豌豆洗净加入牛奶，放入果汁机打匀，豆泥过滤后只留汁，小火加热用盐调味，用勺轻轻调匀，煮开以后即可。

功效：豌豆利尿健脾胃；牛奶益肺补虚劳。豌豆产气不多食，适合于容易感冒、体力虚弱、过度疲劳的夜班族。

绿豆冻

原料：绿豆 250 克，冰糖 50 克，琼脂粉 50 克。

做法：绿豆洗净加水熬制，大火煮开后改小火，半小时后再加冰糖，小火轻轻和匀。琼脂放入沸水煮制，煮开晾凉以后放入豆汤，调匀以后入模具，待凉以后取出切成小块。

功效：绿豆清热解毒，消暑利水。脾胃虚寒或腹泻者不可食。适合于久坐憋尿、胯下湿疹的夜班族。

绿茶奶冻

原料：绿茶 10 克，奶粉 10 克，琼脂粉（或者魔芋粉）10 克，冰糖 10 克。

做法：绿茶开水冲泡，除去茶叶后加入奶粉，琼脂用开水煮沸，绿茶汁中加入冰糖，再加琼汁调匀，倒入模具晾凉，最后放入冰箱冰镇。

功效：绿茶抗癌，降低固醇降血压。适合筋骨酸痛、关节不灵的夜班族。

[思考与练习]

1. 夜班族的饮食原则有哪些？

2. 青少年熬夜的坏处有哪些？

3. 选择两道夜班族保健食谱进行实际操作。

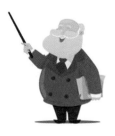

附 录

✧ 附录 1 《中国居民膳食指南》（2016 年修订）
✧ 附录 2 中国居民平衡膳食宝塔（2016）

附录1

《中国居民膳食指南》（2016 年修订）

随着时代的发展，我国居民膳食消费和营养状况发生了变化，为了更加契合百姓健康需要和生活实际，受国家卫生计生委委托，2014 年中国营养学会组织了《中国居民膳食指南》修订专家委员会，依据近期我国居民膳食营养问题和膳食模式分析以及食物与健康科学证据报告，参考国际组织和其他国家膳食指南修订的经验，对我国第 3 版《中国居民膳食指南（2007）》进行修订。经过膳食指南修订专家委员会和技术工作组百余位专家两年来的工作，并广泛征求相关领域专家、政策研究者、管理者、食品行业、消费者的意见，最终形成了《中国居民膳食指南（2016）》系列指导性文件。

第一部分　一般人群膳食指南

推荐一　食物多样，谷类为主

提要：平衡膳食模式是最大程度保障人体营养和健康的基础，食物多样是平衡膳食模式的基本原则。食物可分为五大类，包括谷薯类、蔬菜水果类、畜禽鱼蛋奶类、大豆坚果类和油脂类。不同食物中的营养素及有益膳食成分的种类和含量不同。除供 6 月龄内婴儿的母乳外，没有任何一种食物可以满足人体所需的能量及全部营养素。因此，只有多种食物组成的膳食才能满足人体对能量和各种营养素的需要。建议我国居民的平衡膳食应做到食物多样，平均每天摄入 12 种以上食物，每周 25 种以上食物。平衡膳食模式能最大程度地满足人体正常生长发育及各种生理活动的需要，并且可降低包括高血压、心血管疾病等多种疾病的发病风险。

谷类为主是指谷薯类食物所提供的能量占膳食总能量的一半以上，也是中国人平衡膳食模式的重要特征。谷类食物含有丰富的碳水化合物，是提供人体所需能量的最经济和最重要的食物来源，也是提供 B 族维生素、矿物质、膳食纤维和蛋白质的重要食物来源，在保障儿童青少年生长发育，维持人体健康方面发挥着重要作用。近 30 年来，我国居民膳食模式正在悄然发生着变化，居民的谷类消费量逐年下降，动物性食物和油脂摄入量逐年增多，导致能量摄入过剩；谷类过度精加工导致 B 族维生素、矿物质和膳食纤维丢失而引起摄入量不足，这些因素都可能增加慢性非传染性疾病（以下简称"慢性病"）的发生风险。因此，坚持谷类为主，特别是增加全谷物摄入，有利于降低 2 型糖尿病、心血管疾病、结直肠癌等与膳食相关的慢性病的发病风险，以及减少体重增加的风险。建议一般成年人每天摄入谷薯类250~400 克，其中全谷物和杂豆类 50~150 克，薯类 50~100 克。

推荐二　吃动平衡，健康体重

提要：食物摄入量和身体活动量是保持能量平衡、维持健康体重的两个主要因素。如果吃得过多或活动不足，多余的能量就会在体内以脂肪的形式积存下来，体重增加，造成超重或肥胖；相反，若吃得过少或活动过多，可由于能量摄入不足或能量消耗过多引起体重过低或消瘦。体重过高和过低都是不健康的表现，易患多种疾病，缩短寿命。成人健康体重的体质指数（BMI）应为 18.5~23.9。

目前，我国大多数的居民身体活动不足或缺乏运动锻炼，能量摄入相对过多，导致超重和肥胖的发生率逐年增加。超重或肥胖是许多疾病的独立危险因素，如 2 型糖尿病、冠心病、乳腺癌等。增加身体活动或运动不仅有助于保持健康体重，还能够调节机体代谢，增强体质，降低全因死亡风险和冠心病、脑卒中、2 型糖尿病、结肠癌等慢性病的发生风险；同时也有助于调节心理平衡，有效消除压力，缓解抑郁和焦虑等不良精神状态。食不过量可以保证每天摄入的能量不超过人体的需要，增加运动可增加代谢和能量消耗。

各个年龄段人群都应该天天运动、保持能量平衡和健康体重。推荐成人积极参加日常活动和运动，每周至少进行 5 天中等强度身体活动，累计 150 分钟以上，平均每天主动走 6 000 步。多运动多获益，减少久坐时间，每小时起来动一动。多动少吃，保持健康体重。

推荐三　多吃蔬果、奶类、大豆

提要：新鲜蔬菜水果、奶类、大豆及豆制品是平衡膳食的重要组成部分，坚果是膳食的有益补充。蔬菜水果是维生素、矿物质、膳食纤维和植物化学物的重要来源，对提高膳食微量营养素和植物化学物的摄入量起重要作用。循证研究发现，提高蔬菜水果摄入量，可维持机体健康，有效降低心血管、肺癌和糖尿病等慢性病的发病风险。奶类富含钙，是优质蛋白质和 B 族维生素的良好来源。增加奶类摄入有利于儿童青少年生长发育，促进成人骨骼健康。大豆富含优质蛋白质、必需脂肪酸、维生素 E，并含有大豆异黄酮、植物固醇等多种植物化学物。多吃大豆及其制品可以降低乳腺癌和骨质疏松症的发病风险。坚果富含脂类和多不饱和脂肪酸、蛋白质等营养素，适量食用有助于预防心血管疾病。

近年来，我国居民蔬菜摄入量逐渐下降，水果、大豆、奶类摄入量仍处于较低水平。基于其营养价值和健康意义，建议增加蔬菜水果、奶类和大豆及其制品的摄入。推荐每天摄入蔬菜 300~500 克，其中深色蔬菜占 1/2；水果 200~350 克；每天饮奶 300 毫升或相当量的奶制品；平均每天摄入大豆和坚果 25~35 克。坚持餐餐有蔬菜，天天有水果，把牛奶、大豆当作膳食的重要组成部分。

推荐四　适量吃鱼、禽、蛋、瘦肉

提要：鱼、禽、蛋和瘦肉均属于动物性食物，富含优质蛋白质、脂类、脂溶性维生素、B 族维生素和矿物质等，是平衡膳食的重要组成部分。此类食物蛋白质的含量普遍较高，其氨基酸组成更适合人体需要，利用率高，但脂肪含量较多，能量高，有些含有较多的饱和脂肪酸和胆固醇，摄入过多会增加肥胖和心血管疾病等的发病风险，应当适量摄入。

水产品类脂肪含量相对较低，且含有较多的不饱和脂肪酸，对预防血脂异常和心血管疾病等有一定作用，可首选。禽类脂肪含量也相对较低，其脂肪酸组成优于畜类脂肪，选择应先于畜肉。蛋类各种营养成分比较齐全，营养价值高，但胆固醇含量也高，摄入量不宜过多。畜肉类脂肪含量较多，但瘦肉中脂肪含量较低，因此吃畜肉应当选瘦肉。烟熏和腌制肉类在加工过程中易遭受一些致癌物污染，过多食用可增加肿瘤发生的风险，应当少吃或不吃。

目前，我国多数居民摄入畜肉较多，禽和鱼类较少，对居民营养健康不利，需要调整比例。建议成人每天平均摄入水产类 40~75 克，畜禽肉类 40~75 克，蛋类 40~50 克，平均每天摄入总量 120~200 克。

推荐五　少盐少油，控糖限酒

提要：食盐是食物烹饪或加工食品的主要调味品。我国居民的饮食习惯中食盐摄入量过高，而过多的盐摄入与高血压、胃癌和脑卒中有关，因此要降低食盐摄入量，培养清淡口味，逐渐做到量化用盐用油，推荐每天食盐摄入量不超过 6 克。

烹调油包括植物油和动物油，是人体必需脂肪酸和维生素 E 的重要来源。目前，我国居民烹调油摄入量过多。过多脂肪和动物脂肪摄入会增加肥胖，反式脂肪酸增加心血管疾病的发生风险，应减少烹调油和动物脂肪用量，每天的烹调油摄入量为 25~30 克。对于成年人脂肪提供能量占总能量的 30% 以下。

添加糖是纯能量食物，过多摄入可增加龋齿，引发超重肥胖发生的风险。建议每天摄入添加糖提供的能量不超过总能量的 10%，最好不超过总能量的 5%。对于儿童青少年来说，含糖饮料是添加糖的主要来源，建议不喝或少喝含糖饮料和食用高糖食品。

过量饮酒与多种疾病相关，会增加肝损伤、痛风、心血管疾病和某些癌症发生的风险。因此应避免过量饮酒。若饮酒，成年男性一天饮用的酒精量不超过 25 克，成年女性一天不超过 15 克，儿童青少年、孕妇、乳母等特殊人群不应饮酒。

水是膳食的重要组成部分，在生命活动中发挥着重要功能。推荐饮用白开水或茶水，成年人每天饮用量 1 500~1 700 毫升（7~8 杯）。

推荐六　杜绝浪费，兴新食尚

提要：食物是人类获取营养、赖以生存和发展的物质基础。勤俭节约是中华民族的传统美德。食物资源宝贵、来之不易；应尊重劳动，珍惜食物，杜绝浪费。

优良饮食文化是实施平衡膳食的保障。新食尚鼓励优良饮食文化的传承和发扬。家庭应按需选购食物，适量备餐；在外点餐应根据人数确定数量，集体用餐时采取分餐制和简餐，文明用餐，反对铺张浪费。倡导在家吃饭，与家人一起分享食物和享受亲情。

食物在生产、加工、运输、储存等过程中如果遭受致病性微生物、寄生虫和有毒有害等物质的污染，可导致食源性疾病，威胁人体健康。因此，应选择新鲜卫生的食物、当地当季的食物；学会阅读食品标签、合理储藏食物、采用适宜的烹调方式，提高饮食卫生水平。

基于我国人口众多，且食物浪费问题比较突出，食源性疾病状况不容乐观。减少食物浪费、注重饮食卫生、兴饮食文明新风，对我国社会可持续发展、保障公共健康具有重要意义。

第二部分　特定人群膳食指南

特定人群包括孕妇、乳母、婴幼儿、儿童青少年、老年人以及素食人群，根据这些人群的生理特点和营养需求，制定了相应的膳食指南，以期更好地指导孕妇乳母的营养，婴幼儿科学喂养和辅食添加，儿童青少年生长发育快速增长时期的合理饮食，以及适应老年人生理和身体变化的膳食安排。合理营养、平衡膳食是提高健康水平和生命质量的保障。

一、中国孕妇、乳母膳食指南

（一）备孕妇女膳食指南

提要：备孕是指育龄妇女有计划地怀孕并对优孕进行必要的前期准备，是优孕与优生优育的重要前提。备孕妇女的营养状况直接关系着孕育和哺育新生命的质量，并对妇女及其下一代的健康产生长期影响。为保证成功妊娠、提高生育质量、预防不良妊娠结局，夫妻双方都应做好充分的孕前准备。

健康的身体状况、合理膳食、均衡营养是孕育新生命必需的物质基础。准备怀孕的妇女应接受健康体检及膳食和生活方式指导，使健康与营养状况尽可能达到最佳后再怀孕。健康体检应特别关注感染性疾病（如牙周病）以及血红蛋白、血浆叶酸、尿碘等反映营养状况的检测。目的是避免相关炎症及营养素缺乏对受孕成功和妊娠结局的不良影响。备孕妇女膳食指南在一般人群膳食指南基础上特别补充以下 3 条关键推荐。

关键推荐：

1. 调整孕前体重至适宜水平。
2. 常吃含铁丰富的食物，选用碘盐，孕前 3 个月开始补充叶酸。
3. 禁烟酒，保持健康生活方式。

（二）孕期妇女膳食指南

提要：妊娠期是生命早期 1 000 天机遇窗口的起始阶段，营养作为最重要的环境因素，对母子双方的近期和远期健康都将产生至关重要的影响。孕期胎儿的生长发育、母体乳腺和子宫等生殖器官的发育，以及为分娩后乳汁分泌进行必要的营养储备，都需要额外的营养。因此，妊娠各期妇女膳食应在非孕妇女的基础上，根据胎儿生长速率及母体生理和代谢的变化进行适当的调整。孕早期胎儿生长发育速度相对缓慢，所需营养与孕前无太大差别。孕中期开始，胎儿生长发育逐渐加速，母体生殖器官的发育也相应加快，对营养的需要增大，应合理增加食物的摄入量，孕期妇女的膳食仍是由多样化食物组成的营养均衡的膳食，除保证孕期的营养需要外，还潜移默化地影响较大婴儿对辅食的接受和后续多样化膳食结构的建立。

孕育生命是一个奇妙的历程，要以积极的心态去适应孕期变化，愉快享受这一过程。母乳喂养对孩子和母亲都是最好的选择，孕期应了解相关的知识，为产后尽早开奶和成功母乳喂养做好各项准备。孕期妇女膳食指南应在一般人群膳食指南的基础上补充 5 条关键推荐。

关键推荐：

1. 补充叶酸，常吃含铁丰富的食物，选用碘盐。
2. 孕吐严重者，可少食多餐，保证摄入含必要量碳水化合物的食物。
3. 孕中晚期适量增加奶、鱼、禽、蛋、瘦肉的摄入。
4. 适量身体活动，维持孕期适宜增重。

5.禁烟酒，愉快孕育新生命，积极准备母乳喂养。

（三）哺乳期妇女膳食指南

提要：哺乳期是母体用乳汁哺育新生子代使其获得最佳生长发育并奠定一生健康基础的特殊生理阶段。哺乳期妇女（乳母）既要分泌乳汁、哺育婴儿，还需要逐步补偿妊娠、分娩时的营养素损耗并促进各器官、系统功能的恢复，因此比非哺乳妇女需要更多的营养。哺乳期妇女的膳食仍是由多样化食物组成的营养均衡的膳食，除保证哺乳期的营养需要外，还通过乳汁的口感和气味，潜移默化地影响较大婴儿对辅食的接受和后续多样化膳食结构的建立。

基于母乳喂养对母亲和子代诸多的益处，世界卫生组织建议婴儿6个月内应纯母乳喂养，并在添加辅食的基础上持续母乳喂养到2岁甚至更长时间。乳母的营养状况是泌乳的基础，如果哺乳期营养不足，将会减少乳汁分泌量，降低乳汁质量，并影响母体健康。此外，产后情绪、心理、睡眠等也会影响乳汁分泌。有鉴于此，哺乳期妇女膳食指南在一般人群膳食指南基础上增加5条关键推荐。

关键推荐：

1.增加富含优质蛋白质及维生素A的动物性食物和海产品，选用碘盐。

2.产褥期食物多样不过量，重视整个哺乳期营养。

3.愉悦心情，充足睡眠，促进乳汁分泌。

4.坚持哺乳，适度运动，逐步恢复适宜体重。

5.忌烟酒，避免浓茶和咖啡。

二、中国婴幼儿喂养指南

（一）6月龄内婴儿母乳喂养指南

本指南适用于出生至180天内的婴儿。6月龄内是一生中生长发育的第一个高峰期，对能量和营养素的需要高于其他任何时期。但婴儿消化器官和排泄器官发育尚未成熟，功能不健全，对食物的消化吸收能力及代谢废物的排泄能力仍较低。母乳既可提供优质、全面、充足和结构适宜的营养素，满足婴儿生长发育的需要，又能完美地适应其尚未成熟的消化能力，并促进其器官发育和功能成熟。此外，6月龄内婴儿需要完成从宫内依赖母体营养到宫外依赖食物营养的过渡，来自母体的乳汁是完成这一过渡最好的食物，基于任何其他食物的喂养方式都不能与母乳喂养相媲美。母乳喂养能满足婴儿6月龄内全体液体、能量和营养素的需要，母乳中的营养素和多种生物活性物质构成一个特殊的生物系统，为婴儿提供全方位呵护，助其在离开母体保护后，能顺利地适应大自然的生态环境，健康成长。

6月龄内婴儿处于1 000天机遇窗口期的第二个阶段，营养作为最主要的环境因素对其生长发育和后续健康持续产生至关重要的影响。母乳中适宜水平的营养既能提供婴儿充足而适量的能量，又能避免过度喂养，使婴儿获得最佳的、健康的生长速率，为一生的健康奠定基础。因此，对6月龄内的婴儿应给予纯母乳喂养。

针对我国6月龄内婴儿的喂养需求和可能出现的问题，基于目前已有的科学证据，同时参考世界卫生组织（WHO）、联合国儿童基金会（UNICEF）和其他国际组织的相关建议，提出6月龄内婴儿母乳喂养指南。增加6条关键推荐。

关键推荐：

1. 产后尽早开奶，坚持新生儿第一口食物是母乳。

2. 坚持 6 月龄内纯母乳喂养。

3. 顺应喂养，建立良好的生活规律。

4. 生后数日开始补充维生素 D，不需补钙。

5. 婴儿配方奶是不能纯母乳喂养时的无奈选择。

6. 监测体格指标，保持健康生长。

（二）7~24 月龄婴幼儿喂养指南

本指南所称 7~24 月龄婴幼儿是指满 6 月龄（出生 180 天后）至 2 周岁内（24 月龄内）的婴幼儿。

对于 7~24 月龄婴幼儿，母乳仍然是重要的营养来源，但单一的母乳喂养已经不能完全满足其对能量以及营养素的需求，必须引入其他营养丰富的食物。与此同时，7~24 月龄婴幼儿胃肠道等消化器官的发育、感知觉以及认知行为能力的发展，也需要其有机会通过接触、感受和尝试，逐步体验和适应多样化的食物，从被动接受喂养转变到自主进食。这一过程从婴儿 7 月龄开始，到 24 月龄时完成。这一年龄段婴幼儿的特殊性还在于父母及喂养者的喂养行为对其营养和饮食行为有显著的影响。顺应婴幼儿需求喂养，有助于健康饮食习惯的形成，并具有长期而深远的影响。

7~24 月龄婴幼儿处于 1 000 日机遇窗口期的第三阶段，适宜的营养和喂养不仅关系到近期的生长发育，也关系到长期的健康。针对我国 7~24 月龄婴幼儿营养和喂养的需求，以及可能出现的问题，基于目前已有的证据，同时参考 WHO 等的相关建议，提出 7~24 月龄婴幼儿的喂养指南。增加 6 条关键推荐。

关键推荐：

1. 继续母乳喂养，满 6 月龄起添加辅食。

2. 从富含铁的泥糊状食物开始，逐步添加达到食物多样化。

3. 提倡顺应喂养，鼓励但不强迫进食。

4. 辅食不加调味品，尽量减少糖和盐的摄入。

5. 注重饮食卫生和进食安全。

6. 定期监测体格指标，追求健康成长。

三、中国儿童少年膳食指南

（一）学龄前儿童膳食指南

提要：本指南适用于满 2 周岁后至满 6 周岁前的儿童（也称为学龄前儿童），是基于 2~5 岁儿童生理和营养特点，在一般人群膳食指南基础上增加的关键推荐。

2~5 岁是儿童生长发育的关键时期，也是良好饮食习惯培养的关键时期。足量食物，平衡膳食，规律就餐，不偏食不挑食，每天饮奶，多饮水，避免含糖饮料是学龄前儿童获得全面营养、健康生长、构建良好饮食行为的保障。

家长要有意识地培养孩子规律就餐，自主进食不挑食的饮食习惯，鼓励每天饮奶，选择健康有营养的零食，避免含糖饮料和高脂肪的油炸食物。为适应学龄前儿童心理发育，鼓励儿童参加家庭食物选择或制作过程，增加儿童对食物的认识和喜爱。

此外，户外活动有利于学龄前儿童身心发育和人际交往能力，应特别鼓励。

关键推荐：

1.规律就餐，自主进食不挑食，培养良好饮食习惯。

2.每天饮奶，足量饮水，正确选择零食。

3.食物应合理烹调，易于消化，少调料、少油炸。

4.参与食物选择与制作，增进对食物的认知与喜爱。

5.经常户外活动，保障健康生长。

（二）学龄儿童膳食指南

提要：学龄儿童是指从 6 岁到不满 18 岁的未成年人。学龄儿童正处于在校学习阶段，生长发育迅速，对能量和营养素的需要量相对高于成年人。充足的营养是学龄儿童智力和体格正常发育，乃至一生健康的物质保障，因此，更需要强调合理膳食、均衡营养。

学龄儿童期是学习营养健康知识、养成健康生活方式、提高营养健康素养的关键时期。学龄儿童应积极学习营养健康知识，传承我国优秀饮食文化和礼仪，提高营养健康素养，认识食物、参与食物的选择和烹调，养成健康的饮食行为。家长应学会并将营养健康知识融入到学龄儿童的日常生活中，学校应开设符合学龄儿童特点的营养与健康教育相关课程，营造校园营养环境。家庭、学校和社会要共同努力，关注和开展学龄儿童的饮食教育，帮助他们从小养成健康的生活方式。

在一般人群膳食指南的基础上，增加 5 条关键推荐。

关键推荐：

1.认识食物，学习烹饪，提高营养科学素养。

2.三餐合理，规律进餐，培养健康饮食行为。

3.合理选择零食，足量饮水，不喝含糖饮料。

4.不偏食节食，不暴饮暴食，保持适宜体重增长。

5.保证每天至少运动 60 分钟，增加户外活动时间。

四、中国老年人膳食指南

提要：老年人和高龄老人分别指 65 岁和 80 岁以上的成年人。由于年龄增加，老年人器官功能出现不同程度的衰退，如消化吸收能力下降、心脑功能衰退、视觉和听觉及味觉等感官反应迟钝、肌肉萎缩、瘦体组织量减少等。这些变化可明显影响老年人摄取、消化、吸收食物的能力，使老年人容易出现营养不良、贫血、骨质疏松、体重异常和肌肉衰减等问题，也极大地增加了慢性疾病发生的风险。因此，老年人在膳食及运动方面更需要特别关注。

老年人膳食应食物多样化，保证食物摄入量充足。消化能力明显降低的老年人，应制作细软食物，少食多餐。老年人身体对缺水的耐受性下降，要主动饮水，首选温热的白开水。户外活动能够更好地接受紫外线照射，有利于体内维生素 D 合成和延缓骨质疏松的发展。老年人常受生理功能减退的影响，更易出现矿物质和某些维生素的缺乏，因此应精心设计膳食、选择营养食品、精准管理健康。老年人应有意识地预防营养缺乏和肌肉衰减，主动运动。老年人不应过度苛求减重，应维持体重在一个稳定水平，预防慢性疾病发生和发展，当非自愿的体重下降或进食量明显减少时，应主动去体检和营养咨询。老年人应积极主动参与家庭和社会活动，主动与家人或朋友一起进餐或活动，积极快乐享受生活。全社会都应该创造适合老年人生活的环境。

关键推荐：

1. 少量多餐细软；预防营养缺乏。

2. 主动足量饮水；积极户外活动。

3. 延缓肌肉衰减；维持适宜体重。

4. 摄入充足食物；鼓励陪伴进餐。

五、素食人群膳食指南

提要：素食是一种饮食文化，素食人群应认真设计自己的膳食，合理利用食物，以确保满足营养需要和促进健康。

全素和蛋奶素人群膳食应以谷类为主，食物多样化；每天摄入的食物种类至少为12种，而每周至少为25种。谷类食物是素食者膳食能量的主要来源，谷类可提供碳水化合物、B族维生素、矿物质和膳食纤维等；全谷物保留了天然谷物的全部成分，营养素含量更为丰富，因此应适量增加谷类食物摄入，特别是全谷物的摄入量。大豆是素食者的重要食物，大豆含有丰富的优质蛋白质、不饱和脂肪酸、B族维生素等，发酵豆制品中含有一定量的维生素B_{12}，因此素食者应比一般人群增加大豆及其制品的摄入量，并适当选用发酵豆制品。坚果中富含蛋白质、不饱和脂肪酸、维生素E、B族维生素、钙、铁等；蔬菜水果和菌菇类含有丰富的维生素和矿物质，藻类中含较多的20碳和22碳n-3多不饱和脂肪酸。因此素食者应摄取充足的蔬果、坚果、海藻和菌菇类食物。食用油中的主要成分为脂肪，可为人体提供必需脂肪酸。推荐素食人群使用大豆油和（或）菜籽油烹饪，用亚麻籽油和（或）紫苏油拌凉菜。合理搭配膳食，避免因缺少动物性食物而引起蛋白质、维生素B_{12}、n-3多不饱和脂肪酸、铁、锌等营养素缺乏的风险。

关键推荐：

1. 谷类为主，食物多样；适量增加全谷物。

2. 增加大豆及其制品的摄入，每天50~80克；选用发酵豆制品。

3. 常吃坚果、海藻和菌菇。

4. 蔬菜、水果应充足。

5. 合理选择烹调油。

附录 2

中国居民平衡膳食宝塔（2016）

中国居民平衡膳食宝塔（以下简称"宝塔"）是根据《中国居民膳食指南（2016）》的核心内容和推荐，结合中国居民膳食的实际情况，把平衡膳食的原则转化为各类食物的数量和比例的图形化表示。

中国居民平衡膳食宝塔（2016）

盐	<6克
油	25~30克
奶及奶制品	300克
大豆及坚果类	25~35克
畜禽肉	40~75克
水产品	40~75克
蛋 类	40~50克
蔬菜类	300~500克
水果类	200~350克
谷薯类	250~400克
全谷物和杂豆	50~150克
薯类	50~100克
水	1 500~1 700 毫升

每天活动 6 000 步

中国居民平衡膳食宝塔（Chinese Food Guide Pagoda）形象化的组合，遵循了平衡膳食的原则，体现了一个在营养上比较理想的基本构成。平衡膳食宝塔共分5层，各层面积大小不同，体现了5类食物和食物量的多少；5类食物包括谷薯类、蔬菜水果，畜禽鱼蛋类、奶类、大豆和坚果类以及烹饪用油盐，其食物数量是根据不同能量需要而设计，宝塔旁边的文字注释，标明了在能量1600~2400 kcal时，一段时间内成人每人每天各类食物摄入量的平均范围。

1. 第一层谷薯类食物

谷薯类是膳食能量的主要来源（碳水化合物提供总能量的50%~65%），也是多种微量营养素和膳食纤维的良好来源。膳食指南中推荐2岁以上健康人群的膳食应食物多样化，并以谷物为主。一段时间内，成人每人每天应该摄入谷、薯、杂豆类在250~400克，其中全谷物50~150克（包括杂豆类），新鲜薯类50~100克。

谷类、薯类和杂豆是碳水化合物的主要来源，谷类包括小麦、稻米、玉米、高粱等及其制品，如米饭、馒头、烙饼、面包、饼干、麦片等。薯类包括马铃薯、红薯等，可替代部分主食。杂豆包括大豆以外的其他干豆类，如红小豆、绿豆、芸豆等。全谷物保留了天然谷物的全部成分，是理想膳食模式的重要选择，也是膳食纤维和其他营养素的来源。我国传统膳食中整粒的食物常见的有小米、玉米、绿豆、红豆、荞麦等，现代加工产品有燕麦片等，因此把杂豆与全谷物归为一类。2岁以上的人都应该保持全谷物的摄入量，以此获得更多营养素、膳食纤维和健康益处。

2. 第二层蔬菜水果

蔬菜水果是膳食指南中鼓励多摄入的两类食物。在1600~2400 kcal能量需要水平下，推荐每人每天蔬菜摄入量应在300~500克，水果200~350克。蔬菜水果是膳食纤维、微量营养素和植物化学物的良好来源，蔬菜包括嫩茎、叶、花菜类，根菜类，鲜豆类，茄果瓜菜类，葱蒜类及菌藻类，水生蔬菜类等。深色蔬菜是指深绿色、深黄色、紫色、红色等有色蔬菜，每类蔬菜提供的营养素略有不同，深色蔬菜一般富含维生素、植物化学物和膳食纤维，推荐每天占总体蔬菜摄入量的1/2以上。

水果包括仁果、浆果、核果、柑橘类、瓜果、热带水果等。建议吃新鲜水果，在鲜果供应不足时可选择一些含糖量低的干果制品和纯果汁。新鲜水果提供多种微量营养素和膳食纤维。蔬菜和水果各有优势。虽在一层，但不能相互替代。很多人不习惯摄入水果，或者摄入量很低，应努力把水果作为平衡膳食的重要部分。多吃蔬菜水果也是降低膳食能量摄入的不错选择。

3. 第三层鱼、禽、肉、蛋等动物性食物

鱼、禽、肉、蛋等动物性食物是膳食指南推荐适量食用的一类食物。在能量需要1600~2400 kcal水平下，推荐每天鱼、禽、肉、蛋摄入量共计120~200克。新鲜的动物性食物是优质蛋白质、脂肪和脂溶性维生素的良好来源，建议每天畜禽肉的摄入量为40~75克，少吃加工类肉制品。目前，我国汉族居民的肉类摄入以猪肉为主，且增长趋势明显。猪肉含脂肪较高，应尽量选择瘦肉或禽肉。常见的水产品是鱼、虾、蟹和贝类。此类食物富含优质蛋白质、脂类、维生素和矿物质，推荐每天摄入量为40~75克，有条件可以多吃一些替代畜肉类。

蛋类包括鸡蛋、鸭蛋、鹅蛋、鹌鹑蛋、鸽蛋及其加工制品，蛋类的营养价值较高，推荐每天1个鸡蛋，（相当于50克左右），吃鸡蛋不能弃蛋黄，蛋黄有着丰富的营养成分，如胆碱、卵磷脂、胆固醇、维生素A、叶黄素、锌、B族维生素，无论多大年龄都具有健康益处。

4. 第四层乳类、大豆和坚果

乳类、豆类是鼓励多摄入的。乳类、大豆和坚果是蛋白质和钙的良好来源，营养素密度高。在1 600~2 400 kcal能量需要水平下，推荐每天应摄入相当于鲜奶300克的奶类及奶制品；在全球乳品消费中，我国摄入量一直很低，多吃多种多样的乳制品，有利于提高乳品摄入量。

大豆包括黄豆、黑豆、青豆，其常见的制品包括豆腐、豆浆、豆腐干及千张等。推荐大豆和坚果制品摄入量为25~35克，以蛋白质为换算单位，1份20~25克大豆相当于豆腐、豆干的量的折算见表3-8。

坚果包括花生、葵花子、核桃、杏仁、榛子等，部分坚果的蛋白质与大豆相似，富含必需脂肪酸和必需氨基酸，作为菜肴、零食等都是食物多样化的良好选择，建议每周70克左右（每天10克左右）。10克重量的坚果仁如2~3个核桃，4~5个板栗，一把松子仁（相当于一把带皮松子30~35克）。

5. 第五层烹调油和盐

油、盐作为烹饪调料，是建议尽量少用的食物。推荐成人每天烹调油不超过25~30克，食盐摄入量不超过6克。按照DRI中脂肪在总膳食中的能量提供，1~3岁人群脂肪摄入量占膳食总能量35%；4岁以上人群占20%~30%。在1 600~2 400 kcal膳食总能量需要水平下，为36~80克。脂肪提供高能量，很多食物含有脂肪，所以烹饪用油需要限量，按照25~30克计算，烹饪油提供膳食总能量10%左右。烹调油包括各种动植物油，植物油包括花生油、豆油、菜籽油、芝麻油、调和油等，动物油包括猪油、牛油、黄油等。烹调油也要多样化，经常更换种类，食用多种植物油可满足人体多种脂肪酸的需要。

我国居民食盐用量普遍较高，盐与高血压关系密切，限制盐的摄入是我国的长期目标，除了少用食盐外，也需要控制隐形高盐食品的摄入量。

酒和添加糖不是膳食组成的基本食物；其推荐意见在第一部分已经说明。

6. 运动和饮水

身体活动和水的图示仍包含在可视化图形中，强调增加身体活动和足量饮水的重要性。水是膳食的重要组成部分，是一切生命必需的物质，其需要量主要受年龄、身体活动、环境温度等因素的影响。轻体力活动的成年人每天至少饮水1 500~1 700毫升（7~8杯）。在高温或强体力活动的条件下，应适当增加。饮水不足或过多都会对人体健康带来危害。膳食中水分大约占1/3，推荐一天中饮水和整体膳食（包括食物中的水，如汤、粥、奶等）水摄入共计在2 700~3 000毫升。

运动或身体活动是能量平衡和保持身体健康的重要手段。运动或身体活动能有效地消耗能量，保持精神和机体代谢的活跃性。鼓励养成天天运动的习惯，坚持每天多做一些消耗体力的活动。推荐成年人每天进行至少相当于快步走6 000步以上的身体活动，每周最好进行150分钟中等强度的运动，如骑车、跑步、庭院或农田的劳动等。一般而言，轻体力活动的能量消耗通常占总能量消耗的1/3左右，而重体力活动者可高达1/2。加强和保持能量平衡，需要通过不断摸索，关注体重变化，找到食物摄入量和运动消耗量之间的平衡点。

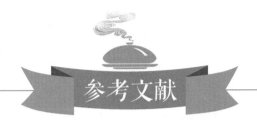

［1］黄刚平.烹饪营养卫生学 [M].南京：东南大学出版社，2007.

［2］张怀玉，蒋建基.烹饪营养与卫生 [M].北京：高等教育出版社，2002.

［3］路新国，刘煜.中国饮食保健学 [M].北京：中国轻工业出版社，2001.

［4］王国玮.中医体质的调理 [M].北京：军事医学科学出版社，2010.

［5］赵福振.烹饪营养与卫生 [M].重庆：重庆大学出版社，2014.

［6］中国营养学会.中国居民膳食指南（2016）[M].北京：人民卫生出版社，2016.